诺贝尔奖丛书

· Nobel Prize

[俄罗斯] 奥尔加·舍斯托娃
[俄罗斯] 列夫·伊诺泽姆采夫 著

王语之 译

U0189209

改变医学的 30 个诺贝尔奖

为了治愈

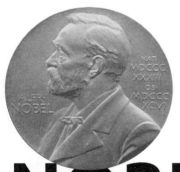

IN PHYSIOLOGY
OR MEDICINE

NOBEL PRIZE

中国科学技术出版社
·北 京·

图书在版编目（CIP）数据

为了治愈：改变医学的 30 个诺贝尔奖 /（俄罗斯）
奥尔加·舍斯托娃,（俄罗斯）列夫·伊诺泽姆采夫著;
王语之译. -- 北京：中国科学技术出版社, 2025.1.
（诺贝尔奖丛书）. -- ISBN 978-7-5236-0994-1

Ⅰ. R-091

中国国家版本馆 CIP 数据核字第 20247E7T30 号

北京市版权局著作权合同登记 图字：01-2024-4847

策划编辑	高立波　杨　丽	责任编辑	杨　丽
封面设计	今亮后声·小九	版式设计	蚂蚁设计
责任校对	张晓莉	责任印制	李晓霖

出　　版	中国科学技术出版社
发　　行	中国科学技术出版社有限公司
地　　址	北京市海淀区中关村南大街 16 号
邮　　编	100081
发行电话	010-62173865
传　　真	010-62173081
网　　址	http://www.cspbooks.com.cn

开　　本	880mm×1230mm 1/32
字　　数	129 千字
印　　张	6.25
版　　次	2025 年 1 月第 1 版
印　　次	2025 年 1 月第 1 次印刷
印　　刷	河北鑫玉鸿程印刷有限公司
书　　号	ISBN 978-7-5236-0994-1 / R·3334
定　　价	59.00 元

序　言

如何获得诺贝尔奖这一科学界的最高荣誉？

每个人都应该掌握一些基本的医学知识，特别是那些经常需要就医和用药的人。为此，选择一个比网上信息更可靠、比传统医学参考书更生动有趣的学习资源显得尤为重要。尽管互联网和书籍提供了丰富的资料，但目前还没有一本书能够全面而详尽地介绍 20 世纪以来医学与生理学领域的重大突破及其对全人类生活的深远影响。

诺贝尔奖是全球最著名且备受尊崇的奖项之一，每年授予那些在科学研究、创新性发明、文化或社会进步等领域做出显著贡献的个人。奥尔加·舍斯托娃作为本书的合著者曾在任职编辑期间，带领俄罗斯最大的出版社之一荣获"年度最佳项目奖"。在颁奖仪式上，出版社的经理将此奖项誉为出版界的"奥斯卡奖"。奥尔加是医学博士，她在转战图书出版业之前，曾长期从事生理学领域的研究。她曾向上司坦言，对她而言，这个奖项的意义堪比个人的"诺贝尔奖"。

诺贝尔奖根据瑞典科学家、发明家、企业家及慈善家阿尔弗雷德·诺贝尔（Alfred Nobel）的遗嘱设立，他将大部分遗产用于创建这一奖项的基金。阿尔弗雷德·诺贝尔于 1833 年出生于斯德哥尔摩，是工业家埃马纽埃尔·诺贝尔（Immanuel Nobel）最小的儿子。诺贝尔家族在 19 世纪的工业界享有极高的声誉。诺贝尔的父亲和兄弟建立了几家主营炸药生产和机械工程的大型公司。他们还在巴库拥有炼油厂，这座城市至今仍保留着许多与诺贝尔家族的杰出工业家相关的重要地标。此外，诺贝尔家族还积极参与慈善活动，设立奖学金支持科学研究，并资助许多医疗和文化教育机构，以此回馈社会。

阿尔弗雷德·诺贝尔虽然没有完成大学学业，但他从小接受了高质量的家庭教育。年仅 17 岁时，他已经对化学和技术领域产生了浓厚的兴趣，并开始在欧洲和美国的实验室里进行化学研究和实际操作。诺贝尔是一位多才多艺的天才，精通六种语言，包括俄语，同时对哲学、历史和文学也有深入的了解。他在生物学、化学、光学、医学及冶金学等多个科学领域，共取得了 300 多项重要发明，其中最著名的当属炸药。值得一提的是，诺贝尔始终坚持炸药应主要用于建筑和采矿等和平目的。

诺贝尔的发明为他带来了巨大的财富。他的企业遍布全球 20 多个国家，拥有超过 100 家根据他的专利生产炸药的工厂。个人生活上，诺贝尔非常自律，不吸烟、不饮酒，也从不参与赌博。他终身未婚，没有子女。他在尼斯和巴黎拥有豪华的别墅，同时在芬兰、俄罗斯、德国、意大利和英国等多个国家拥有作坊、工厂和实验室的股份，其个人账户中积聚了庞大的财富。

阿尔弗雷德·诺贝尔于 1896 年在意大利圣雷莫去世，享年 63 岁。次年，他的遗嘱被公布于众，根据这份遗嘱，建立了以他的名字命名的诺贝尔奖。在这份详尽的遗嘱中，诺贝尔列出了哪些科学和活动领域的代表应当获奖，以及他们对人类做出的重大贡献。遗嘱的最后部分，详细说明了奖金的资金来源、颁奖周期、奖金的分配比例以及负责组织工作的人员。此外，他特别指出，评选获奖者不应受到国籍的限制。

遵循诺贝尔的意愿，他的大部分遗产被用来每年奖励对人类最有益的科研发现和贡献。这些奖项覆盖了物理学、化学、生理学或医学、文学及和平等领域。作为一个工程师和发明家，诺贝尔对物理和化学抱有浓厚的兴趣；鉴于自己的健康问题，他对医学也极为重视；在业余时间，他热衷于阅读、诗歌创作和戏剧编写。作为一位坚定的和平主义者，诺贝尔曾梦想发明能够毁灭整个文明的强大武器，希望通过这种极端的威慑力量，从根本上防止战争的爆发。这一设想深刻体现了他利用极端手段来维护和平的独特理念。

在诺贝尔奖的众多类别中，数学这门基础学科的缺席确实让人感到意外。有一个广为流传的说法，认为阿尔弗雷德·诺贝尔因为年轻时在情感上受到一位数学家的伤害，所以未设立数学奖，但这种说法缺乏确凿的证据。诺贝尔可能认为，与化学或医学相比，数学的各个分支并不能直接应用于实际问题的解决。在他看来，应用数学虽是物理和化学不可或缺的辅助工具，但"纯"数学在现实世界中的直接贡献并不如其他科学领域那样显著。然而，我们不需要为数学家们担忧：虽然他们无缘诺贝尔奖，但数学界拥有其他诸如菲尔兹奖等具有高度声誉的奖项。

自 1969 年起，瑞典国家银行为纪念阿尔弗雷德·诺贝尔，设立并开始颁发名为"诺贝尔经济学奖"的奖项。虽然这一奖项冠以诺贝尔的名义，但实际上并非由阿尔弗雷德·诺贝尔本人创立，其资金来源也不属于他的遗产。尽管如此，这个奖项在组织上被纳入了诺贝尔奖体系之中，获奖者同样被尊称为"诺贝尔奖得主"。1900 年，诺贝尔基金会成立，它负责资助和组织所有诺贝尔奖奖项的评选与颁发工作。诺贝尔奖的评选规则如下：和平奖可以授予个人或组织，而其他科学和文学类奖项则仅授予个人。尽管每个领域只设立一个奖项，但每个奖项可以奖励至多两项独立的成就，且获奖者人数上限为三人。这样的规定使得单个获奖者可能获得的奖金比例从全部到三分之一不等。

　　自 1974 年起，诺贝尔基金会制定了一项规定，即不向已故人士颁发诺贝尔奖。这一规定曾有一次例外：一位获奖者在颁奖仪式前几小时逝世，由于基金会未能及时得知这一消息，该获奖者仍然被授予了奖项。此外，诺贝尔奖的评选过程中还有一些其他形式的特例。例如，亚历山大·弗莱明（Alexander Fleming）在 1928 年发现了青霉素，但由于其重大医疗价值直到第二次世界大战期间才得到广泛认可，他和他的合作者直到 1945 年才因为这种抗生素在战时救助了无数生命而获得诺贝尔奖。如今，许多奖项通常在其重要性被发现并得到确认数十年后才被颁发。

　　诺贝尔奖的颁发由瑞典和挪威几个机构负责：瑞典皇家科学院颁发物理学、化学和经济学奖；卡罗林斯卡医学院负责生理学或医学奖的评选；而和平奖则由挪威诺贝尔委员会负责，该委员会是由挪威议会任命的。

每个负责颁奖的机构都设立了专门的诺贝尔奖委员会，这些委员会在选拔候选人的过程中扮演着至关重要的角色。每个委员会通常由五位各领域的专家组成，负责初步的筛选和评估工作。诺贝尔奖委员会还被授权邀请包括许多历届获奖者在内的专家为新一轮奖项提名候选人。

每项诺贝尔奖可能有多达 300 名候选人。在数千名专家的严格评审后，委员会会将最终的推荐名单提交给相应的颁奖机构。独特的是，和平奖的最终得主完全由挪威诺贝尔委员会独立决定。候选人通常需要经过多次提名，才可能最终获得这一殊荣。

诺贝尔奖包括一枚金质奖章、一份荣誉证书和一笔丰厚的奖金。奖章正面是阿尔弗雷德·诺贝尔的肖像，奖章的背面则根据不同的奖项有不同的象征性图案，并且镌刻着获奖者的名字，彰显了个人的荣誉和成就。生理学或医学奖的奖章背面刻画了一位女性，她膝上有一本打开的书，她一手扶着一个生病的女孩，另一手在接石头里流出的泉水（图1）。

自 1901 年首届诺贝尔奖颁发以来，截至 2019 年，共颁发了 597 个诺贝尔奖。世界范围内，共有 943 位诺贝尔奖得主，其中包括 24 个组织。在生理学或医学领域，共有 219 位科学家获得了 110 个奖项。历史上最年长的诺贝尔奖得主是阿瑟·阿什金（Arthur Ashkin），他因在物理学领域的突出贡献在 2018 年获奖，当时已年满 96 岁。而最年轻的诺贝尔奖得主是马拉拉·尤萨夫扎伊（Malala Yousafzai），她于 2014 年因在和平领域的努力获奖，当时年仅 17 岁。

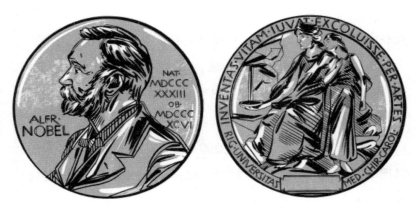

图 1　诺贝尔生理学或医学奖奖章

诺贝尔奖的归属国由获奖者的官方国籍决定。例如，俄罗斯的诺贝尔奖得主可能具有俄罗斯帝国、苏联或俄罗斯联邦的国籍。这样的背景使得俄罗斯人可以自豪地纪念他们的 21 位科学家，这些科学家共获得了 16 个诺贝尔奖。其中，伊万·彼得罗维奇·巴甫洛夫（1904 年获奖）和伊利亚·伊里奇·梅契尼科夫（1908 年获奖）两位科学家在生理学和医学领域取得了杰出的成就，并享誉全球。

尽管诺贝尔奖覆盖了多个科学、文学和和平领域，地理学、地球物理学和海洋学等多个科学领域却未包含在内。这一事实突显了虽然诺贝尔奖具有广泛的影响力，但仍有许多值得关注的新兴科学领域尚未获得相应的表彰和鼓励。随着科学技术的不断进步，越来越多的研究成果达到或超越了诺贝尔奖的评奖标准。因此，诺贝尔奖的意义更加重大，它成为科学实用性和道德伦理的基准和指导原则。

截至 2019 年，生理学或医学领域共有 219 位科学家荣获了 110 个诺贝尔奖。我们在书中精心挑选了 30 项广受认可且广泛应用的科学成就，这些成就即使对非专业人士而言，也足够引人注目，能够意识到这些成就在医学和健康领域的重要性。在介绍这些诺贝尔奖得主及其杰出成就的过程中，本书没有严格按照时间顺序排列，而是采用了按主题分类的方式，这样做旨在更系统地展示这些成就之间的逻辑关系。我们将这些重要的科学发现分为生理学、遗传学、病原体、医疗技术、药理学等几个章节详细介绍。尽管章节并未按时间排序，但在每个章节内部，我们仍然保持了时间线的连贯性。因此，读者可以根据个人兴趣选择任一主题章节开始阅读，逐步深入了解每项科学成就突破的历史和科学价值。

世界各地的著名科学家探索科学的道路各有千秋，他们的故事各具特色。以罗伯特·科赫为例，这位德国细菌学奠基人的科研生涯是从他 28 岁生日那天开始的，当天他收到了妻子送给他的一台高质量显微镜。这份礼物改变了他的职业生涯。作为一名并不成功的医生，科赫决定放弃医生职业，转而投身于微生物学研究。他开发了三种革命性的微生物研究方法，这些方法不仅奠定了他在科学界的声望，也极大地推动了细菌学的发展。科赫的研究成就不仅在于他的技术创新，他在实验中拍摄的显微照片更是给同行留下了深刻的印象，这些显微照片帮助他成功识别了炭疽病、肺结核和霍乱的病原体。

20世纪的一项偶然发现，为现代医学治疗感染性疾病打开了新的篇章。这一重大发现源于英国细菌学家亚历山大·弗莱明的一个幸运的巧合与一点小疏忽。在休假前，弗莱明忘记了将几个装有金黄色葡萄球菌的培养皿放入冰箱中保存。一个月后，当他回到实验室，本打算清洗这些看似无用的培养皿时，一个异常现象引起了他的注意：在一个培养皿中，原本应被葡萄球菌覆盖的区域竟出现了一个清晰的无菌区，表明那里的细菌未能生长。细致的观察让弗莱明发现，这个无菌区域周围生长着一些普通的面包霉——青霉菌。他推断，青霉菌可能分泌了一种具有杀灭金黄色葡萄球菌能力的物质。经过一系列的实验研究，弗莱明确认了这种物质的抗菌特性，并将其命名为"青霉素"。青霉素的发现不仅是科学研究的一大突破，也是医学史上的一座里程碑，它宣告了抗生素时代的来临。自那时起，抗生素在全球范围内拯救了无数生命。同时，我们也需谨慎使用这些强大的抗生素资源，避免其滥用，以维持这些救命药物的效力和价值，确保它们能够继续造福人类。

　　亚历山大·弗莱明在1928年的发现，尽管具有划时代的意义，但在最初并没有得到应有的关注。这一重要发现一度陷入被遗忘的状态，直到第二次世界大战爆发，战争中迫切的医疗需求让人们重新意识到青霉素的巨大价值。在战争期间，急需有效的抗菌手段来预防和治疗战伤、肺炎并发症以及腹部、泌尿道和皮肤等各种感染。为了解决这一迫切问题，1940年，牛津大学病理学系的霍华德·弗洛里和恩斯特·柴恩领导的研究小组开始研究如何高效提取和大规模制备青霉素。他们的努力很快取得了成果，研究小组成功筛选出了一种能高效产生青霉素的菌株。这一突破使得青霉素成为一种强效的医学用药，极大地推动了抗生素的发展。弗莱明、弗洛里和柴恩因在青霉素研究和开发上的贡献，共同获得了诺贝尔生理学或医学奖。

在诺贝尔生理学或医学奖的颁奖历史中，这标志着团队合作重要性的增加。这些奖项越来越多地颁给了合作紧密的研究团队，而不仅仅是单个研究者。根据诺贝尔的遗嘱，每项奖金最多只能由三位获奖者共享。

有时，科学领域的新发现不仅仅源自科学家们的不懈努力，而是得益于方法的革新。自19世纪中叶以来，生物学家便开始探索细胞的基本结构，但直到20世纪中叶，他们的研究仍主要依赖于普通光学显微镜，这限制了对细胞形态和化学成分更深入的了解。然而，到了20世纪40年代中期，随着两项革命性技术的发展，细胞学研究达到了一个转折点。首先，电子显微镜的发明极大地推进了对细胞结构的研究。这种新型显微镜比传统的光学显微镜具有更高的分辨率，使科学家能够观察到细胞内部前所未见的细节。其次，科学家们开发了一种新技术，允许他们对电子显微镜下观察到的物质进行详尽的化学分析。这一技术涉及使用离心机对组织或细胞样本进行分层分离，按照大小和重量将它们分开。离心过程中，不同重量的细胞器会以不同速度沉淀，从而在试管底部形成不同的层次：细胞核等较重的组分沉积在底部，其上则是其他轻的细胞器。这种方法被称为差速离心技术，它极大地推动了细胞结构研究的深入。正是这些技术的发展，使得科学家克里斯蒂安·德·迪夫能够对细胞结构进行系统的研究。他绘制的细胞结构图至今仍被广泛采用作为生物学教科书中的插图。

当我们了解诺贝尔奖获得者的故事时，往往会被他们为了验证科学理论而不惜牺牲个人健康甚至生命的精神所深深感动。在20世纪初，维尔纳·福斯曼以一种几乎难以置信的勇气展示了这种精神，他亲自将一根导管插入自己的心脏，以此实验证明心脏导管手术的安全性。同样，年轻的科学家巴里·马歇尔也采取了类似的做法，自愿成为自己研究的实验对象。为了推翻当时普遍流传的关于胃炎起因于压力和不良饮食的观点，马歇尔敢于自我挑战：他饮下了一培养皿中含有幽门螺杆菌的培养液。结果如他预期，不久后他便患上了胃炎，并且在自己的胃黏膜中检测到了这种细菌。马歇尔的实验并没有止步。他坚持进行了两次胃部的内窥镜检查，以更精确地研究幽门螺杆菌与胃炎之间的直接关联。最终，经过两周的积极抗生素治疗，马歇尔不仅痊愈了，还成功证实了抗生素在治疗胃炎、胃溃疡和十二指肠溃疡中的有效性。

纵观诺贝尔奖的历史，一个显而易见的现象是获奖者中男性占据了绝大多数。这并不是说女性在科学上无法做出同样杰出的贡献，而是反映了科学界长期存在的性别不平等现象。诺贝尔奖的评选过程具有其特殊性：它主要表彰那些经过时间验证并得到广泛确认的科学发现。然而，回溯至20年或30年前，即使是最先进的国家，其科学领域中女性的比例也远低于男性，女性科学家面临的职业偏见也更为严重。

诺贝尔奖的提名过程始于诺贝尔奖委员会向全球数千名专家发出邀请，征求他们在各自学科领域的提名建议。这一过程通常会产生大约 300 名候选人。委员会的最终选择受到这些专家意见的影响，而历史上这些意见往往偏向于推荐男性科学家，部分原因是这些专家本身所处的时代背景。此外，因为科学发现需要经过长时间的验证和确认，所以我们看到许多年长科学家成为获奖者。

随着社会的进步，性别偏见在科学界的影响正在逐步减弱。我们有理由期待，在不久的将来，诺贝尔奖得主中会出现更多杰出的女性科学家。特别是在生理学和医学领域，女性科学家的表现一直略胜一筹，迄今为止已有 12 位女性荣获诺贝尔生理学或医学奖，这是一个值得骄傲的成就。

通过阅读本书，你将领会到科学思维的连贯性和逻辑性，认识到即使是天才的洞察也可能因偶然的错误而被忽视。本书不仅提供了科学的历史视角，还会引导你探索日常生活中的科学现象。例如，你将了解到心电图的工作原理，包括医生如何通过心电图识别出潜在的心脏问题。此外，本书还会讨论为何在某些情况下人乳头瘤病毒感染无须治疗，以及详细解释各种医学检查和常用的治疗方法。通过介绍这些基本的科学发现和医学知识，本书旨在帮助读者建立对人体生理和医疗实践的基础理解。我们希望这本书能为你的学习和生活带来实质性的帮助。

目　录

第六章　21 世纪的诺贝尔发现

第一章

生理学的百年之路：从对吞噬作用的探索到自噬作用的发现

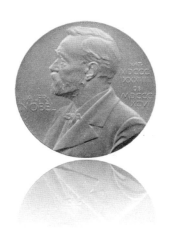

条件反射与非条件反射

伊万·彼得罗维奇·巴甫洛夫

伊万·彼得罗维奇·巴甫洛夫（Ivan Petrovich Pavlov）因其在生理学和医学上的杰出贡献，成为首位获得诺贝尔奖的俄罗斯科学家。诚然，像巴甫洛夫这样杰出的人物实属凤毛麟角。他不仅是一位具有科学精神的研究者，更是一位怀有人文关怀精神的人道主义者，其一生献身于知识的探求、真理的追寻及诚信的践行。但对这位伟人，我们究竟了解多少呢？提及巴甫洛夫，我们便不禁会想到他所发现的条件反射原理，以及那个经典的实验——"巴甫洛夫的狗"。

在最初的生理学研究过程中，巴甫洛夫特别重视两大原则：一是保证实验的严谨性（确保数据的有效性与重复性），二是对实验动物的人道关怀。在他 1904 年的诺贝尔奖获奖演讲中，他这样讲述了自己对狗进行的实验操作："我们必须严格遵循外科医生治疗患者的所有标准操作程序，包括适当的麻醉、无菌的手术操作、术后的环境清洁以及对伤口的精细护理……只有在这些条件下，我们的研究结果才具有无可争议的说服力，才能够解释各种现象的自然进程。而这一成就正是源于我们对实验动物器官变化的准确评估及所采取的针对性措施；我们的动物保持着健康的状态，并对实验室环境表现出一种积极的适应性。它们从笼中出来后，会自主地跳上实验台，准备参与各项实验和观察活动。请相信我，我一点也没有夸大其词。得益于我们在生理学领域的外科手术方法，我们如今能够随时展示一系列与消化过程相关的实验操作，并且在操作过程中，实验动物一滴血也不会流，一次尖叫也不会有。"

尽管伊万·彼得罗维奇·巴甫洛夫名声显赫，"巴甫洛夫的狗"也不仅立有纪念碑，甚至脸书上还有以其命名的社群，但学校教授的仅是这位科学家工作成就的一小部分，且非他获诺贝尔奖的研究。我们引用巴甫洛夫院士的一大段话作为本章开头，并非无的放矢。对于非科学界的人士而言，用动物做实验可能显得残忍。因此，这一主题往往不会出现在媒体正面报道中，学校教材也少有涉及。本书一位作者曾多年从事以小鼠和大鼠为对象的实验模型研究，以协助医生探索治疗儿童及成人淋巴细胞白血病的最优方法。实验过程中不可避免地需要对动物进行解剖，并对其内脏进行详细研究。而唯有相信所有努力都旨在延长重大血液病患者的生命，研究人员才能减轻内心的负担，并继续他们的工作。巴甫洛夫院士可能也有过类似的感受，这对于任何具有同情心的人来说都是人之常情。

在探究消化过程的实验中，巴甫洛夫揭示了高级神经活动的特性，即条件反射。在 20 世纪 20 至 30 年代，他也曾多次获得诺贝尔奖的提名，但仅一次获此殊荣。该奖是为了表彰他在消化腺功能领域的研究成果。他所使用的实验模型是一群经过特殊手术使消化系统不同部位隔离的狗。巴甫洛夫亲自为它们施行手术，并在此过程中掌握了高超的手术技巧。

巴甫洛夫的经典实验是在一只狗身上进行的。狗的食道被切断，两端缝合到颈部的皮肤上。因此，食物无法通过正常的消化道进入胃部，而是从颈部的开口处掉落。同时，胃液通过植入的金属管道从胃排出到体外（图 2）。巴甫洛夫发现，在进食时即使食物没有进入狗的胃，胃液仍然被有效分泌。这一实验证明了消化过程受到中枢神经系统的严格调控。

后来，巴甫洛夫对这一实验进行了改进：他在狗的胃中创建了一个特殊的小囊，这个小囊后来被称为"巴甫洛夫小胃"，以便分析喂养不同食物时的胃液成分。在通过手术将狗的唾液腺外露后，他分析了各种物质进入消化道时对唾液腺的影响，无论这

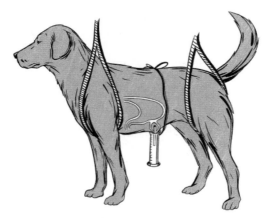

图 2　"巴甫洛夫小胃"收集犬胃液的实验示意图

些物质是可食用的还是不可食用的，是固态的还是液态的。他观察到唾液腺的反应各不相同。它们分泌出的唾液量和黏稠度各异，其成分也不尽相同。产生胃液的腺体也显示了类似的行为。例如：吃面包时，胃液富含酶但酸性较弱；喝牛奶时胃液中酶的浓度最低，而吃肉时胃液酸性最强。在吃面包时，酶的浓度是喝牛奶或吃肉时的 2~4 倍。

通过在狗的胃和唾液腺内植入瘘管，可以测量不同食物引起的胃液和唾液的分泌量及其成分（图 3）。这只接受手术的狗几年后因年老而死，标本被保存在巴甫洛夫博物馆中。

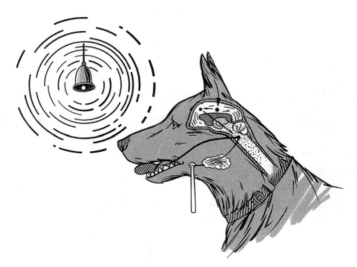

图 3　胃和唾液腺植入瘘管的实验犬

巴甫洛夫通过观察唾液腺外显的实验动物，深入研究并最终揭示了条件反射的存在。他发现，触发唾液分泌的条件反射可以由多种刺激引发，不仅包括亮起的灯泡或特定声音，还有各种气味，其至包括送餐服务员的出现。关键在于这些刺激与反应之间的时间同步。巴甫洛夫将天然存在的、特定物种的、恒定的、定型的反射称为非条件反射，而在此基础上形成的反射，由于受多种因素的影响，称为条件反射。随着非条件反射和条件反射概念的引入，生理学领域开辟了广阔的新研究前沿，巴甫洛夫也因其在消化生理学方面的突出贡献荣获诺贝尔奖。

"巴甫洛夫的狗"已成为一个著名的实验模型，巴甫洛夫在获得诺贝尔奖后继续利用这一模型进行研究。如果早期巴甫洛夫的研究集中于形成并详细描述对中性刺激的条件反射，那么后期他的研究重点则转向了探索神经系统的抑制与兴奋过程。他研究了这些过程在分析外部环境中的作用及内部器官发出信号的重要性。巴甫洛夫详细阐述了中枢神经系统如何协调外部信号与机体需求之间的平衡，并证明这种平衡的破坏可导致精神疾病。为验证这一点，他在实验动物上诱发了神经衰弱，并探索了相应的治疗方法。通过这些研究，伊万·彼得罗维奇·巴甫洛夫详细解释了多种精神疾病的发病机理以及它们的治疗策略。

巴甫洛夫的实验带来了多项具有临床意义的重要发现，这些发现中的一些最终帮助他获得了诺贝尔奖。关于其中一项发现的详细信息，请参阅本书第五章"预防贫血的饮食"。在19世纪与20世纪之交，科学界普遍认为，胆色素完全由红细胞中的血红蛋白转化而来，且这一过程仅在肝脏中进行。而后来的诺贝尔奖得主乔治·惠普尔（George Whipple）则对肝脏是否为合成胆汁的唯一器官表示了怀疑。1911年，在维也纳药理学教授汉斯·迈耶

（Hans Meyer）的实验室中，他掌握了埃克瘘管技术。此技术使得血液能够从肠道绕过肝脏流动。惠普尔及其团队通过结合埃克法和肝动脉结扎技术，成功地将肝脏从循环系统中隔离。随后，他们观察到了注入血液中的血红蛋白是如何在一两小时内转化为胆色素的。这种转化是血液中血红蛋白的分解引起的，即使脾脏和肠道的血流停止，转化仍会继续。这一实验结果证明，即使在肝脏未参与的情况下，胆色素仍可形成。然而在正常生理过程中，肝脏在胆色素的生成中扮演着核心角色。

2017 年底，在一段视频中俄罗斯副总理罗戈津展示了俄罗斯联邦航天局的一项新发现———一种可供呼吸的含氧液体，视频中他似乎将一只腊肠犬浸没在该液体中，该视频在俄罗斯网络上引发了广泛讨论。实际上，这只动物是受到了较为人道的待遇的。但是把副总理比作巴甫洛夫在实验动物使用方面的继承者还是不恰当的。毕竟，在镜头前摆弄一个极度恐惧的活生生的动物，与开展对人类有益的科学实验，本质上完全是两码事。归根结底，有必要保护对实验室现实和生理实验了解不多的公众，免受不必要的情感伤害。

虽然伊万·巴甫洛夫获得诺贝尔奖已逾百年，但他的发现极具重要性，至今在 21 世纪，科学家们仍在开展类似实验，并取得了对人类具有重要意义的成果。例如，一项研究揭示了大脑如何影响我们的减肥过程，以及为何某些人能够轻松减肥。这些现象都与食物相关的条件反射有关，无论是在狗、人还是老鼠身上都能观察到。

2006 年，在密歇根州立大学的分子与行为神经科学研究所，生理学家谢莉·弗拉格尔（Shelley Flagel）详细展示了一项关于大鼠的实验成果。这些大鼠被置于特制的箱中。箱内设有食槽，一侧墙上的孔中插有一根控制杆（图 4）。

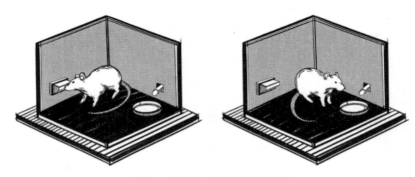

图 4 大鼠条件反射形成实验

控制杆会周期性地快速插入箱内，停留八秒后再抽出。随后，食物便会自动投放到食槽中。如此反复，大鼠很快便形成了将杆动作与进食行为关联起来的条件反射。当控制杆出现时，一部分大鼠会立即奔向食槽，以期得到食物，这是符合预期的行为。但其他动物的行为却出乎意料：它们不是奔向食槽，而是跑向控制杆，蹭之、嗅之，并以各种方式显示出对它的喜爱。每当控制杆出现时，大鼠的大脑就会向血液中释放多巴胺，这使得它们的行为逐渐围绕一个冷冰冰、无生命的物体展开——尽管这个物体既不能提供食物也不能提供水。在这种情况下，大鼠开始形成对这种与食物相关联的特定信号的依赖，即使这个信号本身并不直接满足任何生理需求。

对我们来说，这意味着我们的大脑更多的是对与食物相关联的符号产生反应，而非单纯食物本身。麦当劳的黄色"M"标志、芭斯罗缤的标志或星巴克的标志，这些商标和标识在我们的生活中无处不在。广告商利用我们大脑的生理特点触发了我们对食物的强烈渴望，诱使我们在不感到饥饿时也会光顾他们的门店。然而，当我们走进家中的厨房，打开冰箱时，往往不是出于饥饿，而是由于感到无聊、孤独、恐惧或悲伤。无论是在愤怒、不安或绝望时，还是在高兴或幸福时，我们都可能会有这样的行为。如今，"情绪化进食"现象极为普遍，这已导致了全球性的肥胖率上升。为了重塑条件反射并减轻多巴胺受体的刺激，我们必须重新学习如何识别真正的饥饿信号，从而避免不必要的体重增加。

免疫的发现

伊利亚·伊里奇·梅契尼科夫
保罗·埃利希

　　伊利亚·伊里奇·梅契尼科夫（Ilya Ilyich Mechnikov）是俄罗斯仅有的两位诺贝尔生理学或医学奖得主之一。他的科研生涯始于对低等动物的研究，这类动物主要是动物学家感兴趣的对象。在观察蠕虫和软体动物时，梅契尼科夫发现，不论这些动物的消化腔是否完整，它们的细胞均能吸收并消化食物颗粒。从19世纪60年代中期开始，他的研究始终聚焦于细胞内消化。那么，伊利亚·梅契尼科夫到底扮演了哪些角色？无论是作为动物学家、微生物学家、病理学家、人口学家、老年学家、哲学家、医生、流行病学家还是精神分析师，他都有显著的贡献。

　　梅契尼科夫的重大发现源于一个简单的实验。在研究海星幼虫透明的身体结构时，年轻的梅契尼科夫将玫瑰的刺插入其体内（图5）。次日，他观察到幼虫游走的细胞聚集在这些刺周围，并试图将它们吞噬。这一现象极大地激发了梅契尼科夫的研究热情。通过分析实验结果，他得出了一个具有广泛生物学意义的结

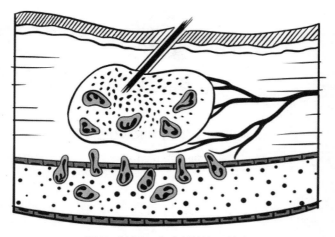

图 5　被插入玫瑰刺的海星幼虫

论，为细胞免疫理论奠定了基础。在随后的 25 年中，梅契尼科夫专注于探究吞噬作用及其在抵御感染过程中的关键作用。悲痛的个人经历可能是驱使伊利亚·梅契尼科夫寻找抵抗传染病新机制的重要原因。他深爱的妻子因肺痨，也就是今天所说的肺结核，而去世。尽管梅契尼科夫深受打击，但他的科研热情依然未减，这反而促使他深入研究免疫系统的工作机制。他开始思考：既然细胞具备消化营养物质的能力，为何不能将此能力用于抵抗外界入侵者，尤其是微生物呢？

梅契尼科夫最初在生物学研究中采用了比较进化的方法，随后又将这一方法扩展到病理学领域，这为吞噬作用的发现与评价开辟了新道路。他在 1883 年《关于无脊椎动物细胞内消化的研究》（*Untersuchungen über die intrazelluläre Verdauung bei wirbellosen Tieren*）一文中详细阐述了吞噬细胞理论。实际上，

"吞噬作用"这一术语是梅契尼科夫在其后期发表的文章中使用的。根据研究表明，这个术语实际上首次出现在他1882年在敖德萨举行的俄国自然科学家和医生大会的报告中，当时使用的是俄语。

传染源进入人体的过程极为复杂，需要穿越多重生物防线。皮肤和黏膜在未受到损伤的情况下，可以有效阻挡大多数病原体。一旦病原体突破这些防线，吞噬细胞便会捕捉这些病原体。这些细胞首先会包围并捕获入侵的病原体，然后将其拉进自身细胞质内，之后再将其转移到细胞内的消化器官，在那里分解和杀灭病原体。

在此之前，有一种体液免疫理论在科学界广为流行：学界普遍认为，只有某些在体内循环的特殊物质具备消毒特性。梅契尼科夫没有将体液免疫与细胞的吞噬功能对立起来。现代科学的发现进一步证实，具有吞噬能力的细胞具备免疫记忆：它们能够识别先前侵入过的病原体，并更迅速地做出反应。随后，人体会产生抗体，这些抗体是针对微生物及其毒素的天然解毒剂。此外，某些抗体类型会专门作用于感染性病原体，使其更容易被吞噬细胞识别和清除。

与梅契尼科夫同时获得诺贝尔奖的保罗·埃利希（Paul Ehrlich）专注于探索血液中的免疫机制。他提出的理论清楚地解释了抗体如何识别细菌并中和其毒素。埃利希的灵感来自当时流行的化学假设，该假设认为酶与其作用物质之间的关系犹如锁与钥匙。埃利希构想了一种细胞模型，这些细胞周围有突出的侧链，细胞通过这些侧链获取营养和其他必需物质。保罗·埃利希的理论核心在于，得益于这些额外的侧链，细胞能够抵抗任何形式的细菌侵袭。抗体的侧链从原始细胞中脱落，在血液中流动，通过特定方式与细菌分泌的毒素结合，并将其失活。通过这种方式，人体能有效防御细菌引起的疾病。

尽管 1908 年诺贝尔生理学或医学奖的两位得主在探索免疫本质的道路上各有不同，但伊利亚·梅契尼科夫和保罗·埃利希共同证明，人体的"防御系统"不仅限于一种防御手段。他们展示了细胞免疫和体液免疫机制如何相辅相成。基于这些贡献，为了"表彰他们在免疫方面的工作"[①]，梅契尼科夫和埃利希被授予了诺贝尔奖。

梅契尼科夫的研究同样关注肠道微生物对人类健康、思维和衰老的影响。在梅契尼科夫的提议下，这些微生物被称为肠道微植物群（micro flora）。经过对微生物的深入研究，科学家们发现，其中并没有植物（flora），而是包括细菌、病毒和真菌等组成，因此合称为微生物组（microbiome）或微生物群（microbiota）。梅契尼科夫认为，消化道中的微生物群活动产生的毒素是导致人体衰老的主要原因之一。为了中和这些毒素，梅契尼科夫对保加利亚乳酸杆菌进行了研究。由这种菌发酵的酸奶产品被称作"梅契尼科夫酸奶"，至今仍然受到广泛欢迎。值得一提的是，即便在梅契尼科夫就此主题发表基础性文章 110 年后，他的理论仍广

---

① 诺贝尔奖的英文颁奖词是 "in recognition of their work on immunity"。

受认可。研究显示，微生物可能很快被认为是影响人类行为和动机的"第二大脑"，这些功能传统上被认为是由高级神经活动控制的。

　　伊利亚·伊里奇·梅契尼科夫是 1908 年诺贝尔奖的得主，他在获奖时已经是巴黎巴斯德研究所的领军人物。在巴黎的这段时间里，梅契尼科夫领导的团队在巴斯德研究所取得了一系列显著的科研成果。梅契尼科夫在法国去世，生前遗愿是将自己的遗体捐献给科学研究。遵循他的意愿，他的遗体在研究结束后进行了火化。如今，梅契尼科夫的骨灰安置在巴斯德研究所的图书馆中。

谁将血液分为不同的类型？

卡尔·兰德斯坦纳

尽管乍一看所有人的血液似乎相同，但在古代，血液被视作一种神秘的物质，并常与生命力密切相关。1628 年，英国医生威廉·哈维（William Harvey）发现血液循环后，医生们便开始尝试进行输血。30 年后，人们首次记录了将一只狗的血液输送到另一只狗体内的成功案例。此后，还有尝试向人类输注动物血液的记录，但是这些实验很快便被禁止了。大约一个半世纪后的 1818 年，哈维的同仁，产科医生詹姆斯·布伦德尔（James Blundell）开始利用输血救治产后大出血的产妇。得益于他的救治，超过半数的产妇得以生还。这在当时被视为医学界的巨大进步，然而人们仍然无法解释其他半数产妇的死亡原因。1840 年，全血输注在治疗血友病方面首次取得成功。血友病是一种凝血功能障碍相关的遗传性疾病，任何微小的伤口都可能导致持续而缓慢的出血，终至死亡。

1901 年，维也纳大学解剖学系助理卡尔·兰德斯坦纳（Karl Landsteiner）在奥地利《维也纳临床周刊》（*Wiener Klinische*

Wochenschrift）上发表了论文《关于正常人血液的凝集现象》。该文解释了为何输血在某些情况下能挽救生命，而在其他情况下却可能导致患者死亡。这一发现将输血从高风险操作转变为一种常规医疗程序。这位年轻科学家发现人血可分为四种类型，1930年，他因"对人类血型的发现"而获诺贝尔生理学或医学奖。

卡尔·兰德斯坦纳是从研究免疫机制和抗体的性质入手，开启了他的科学发现之旅。仅一年时间，他便描述了将血清加入实验室细菌培养物后的凝集（粘连）现象。1900年冬天，兰德斯坦纳收集了自己及五位同事的血样，使用离心机分离血清和红细胞，随后开始进行各种混合实验。结果显示，普莱青博士的血清能使斯图利博士的红细胞发生凝集，反之亦然。从这一实验结果，研究人员推断至少存在两种不同的抗体。兰德斯坦纳分别给这两种抗体命名为 A 型和 B 型。兰德斯坦纳在自己的血液中未发现这两种抗体，于是他推测，可能还存在第三种抗体。基于这些发现，兰德斯坦纳得出结论，存在三种血型：A、B 和 O（他的一名学生几年后发现了第四种血型 AB）。兰德斯坦纳进一步的研究揭示，不同血型之间的差异，归根到底在于红细胞表面是否存在特定的分子或抗原。在分析了实验数据后，这位年轻科学家提出了著名的"兰德斯坦纳法则"，成为输血学的基石：人体内的血型抗原（凝集素原）与相应的抗体（凝集素）永不共存。

出现这一现象的关键在于，A 型红细胞含有 A 抗原，B 型红细胞含有 B 抗原，而兰德斯坦纳自己的红细胞则不含这两种抗原。大多数人的血液中天生就含有针对他人 A 型和（或）B 型红细胞抗原的抗体。因此，当一个人接受非自己血型的输血时，体内的抗体一旦遇到不同的抗原，就会引发凝集反应。这种凝集反应会导致红细胞堵塞毛细血管，阻碍关键器官（尤其是肾脏）的血流，可能导致死亡。

可能是由于兰德斯坦纳低调的性格以及默默无闻的工作风格，他的发现最初未能在科学界引起足够关注。这一情况导致血型的概念多次被"重新发现"。1907 年，捷克学者扬·扬斯基（Jan Jansky）根据血型出现的频率，将其命名为Ⅰ、Ⅱ、Ⅲ和Ⅳ型。1910 年，美国巴尔的摩的威廉·莫斯（William Moss）以相反顺序描述了这四种血型——Ⅳ、Ⅲ、Ⅱ、Ⅰ。莫斯的命名系统在英国被广泛应用，但这一方式与扬斯基的系统相矛盾，也因此极易发生严重的混淆。

1937 年，巴黎举行的国际输血协会大会采纳了现行的"ABO"血型命名系统，分别为 O（Ⅰ）、A（Ⅱ）、B（Ⅲ）、AB（Ⅳ）（图 6）。这基本沿用了兰德斯坦纳的命名，并补充了第四个血型 AB。

这一发现对许多领域都产生了巨大影响。

第一，它大幅降低了输血的风险，并在战争期间挽救了众多生命。通过提前确定献血者和接受者的血型，预防了不兼容血液的输注及其致命后果。

第二，法医因此获得了一种新的有用的调查技术。事实证明，即使是犯罪现场残留的少量干血也可以被识别出血型。如今，血型分析已成为法医学中一项重要的辅助技术。

第三，当研究人员认识到血型具有遗传性后，人类学家便开

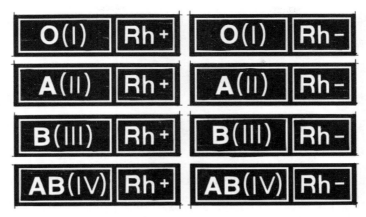

图 6 与某首流行歌曲中的描述不同，军人的血型和 Rh 因子标记通常位于胸部而非袖子上。这样做是考虑到在战斗中，肢体严重损伤的可能性较高。基于相同的考虑，标记血型的文身常常选择在身体侧面而非手臂上

始利用兰德斯坦纳的发现进行研究。他们开始探索血型在各地理区域的分布，并据此推测史前时期的人口迁徙。此外，流行病学家还发现，某地区主流的血型直接影响该地区居民对鼠疫和天花等传染病的免疫力。

第四，血型分析可以在一定程度上用于鉴定亲子关系。通过比较孩子（X）与假定父亲（Y）的血型，可以得到以下两种可能的结论："Y 有可能是 X 的父亲"或"Y 不可能是 X 的父亲"。通过比较孩子和假定父亲的 DNA，可以得到更准确、更详细的答案，但这种技术直到最近几十年才成为可能，而且由于成本高昂，该方法使用并不广泛。

目前，科学界已研究并描述了多种血型抗原系统，如 Duffy系统、Kell 系统、Kidd 系统、Lewis 系统及 Lutheran 系统等。虽

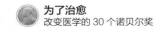
然这些系统的种类在持续增加，但最主要的仍然是卡尔·兰德斯坦纳提出的血型分类。

在发现血型概念之后，兰德斯坦纳本人继续致力于进一步改进血型分类的研究。1939 年，70 岁的他被授予"荣誉退休教授"的称号，但他依然继续从事科研工作。次年，他与同事亚历山大·维纳（Alexander Wiener）和菲利普·莱文（Philip Levine）一起发现了人体血液中的 Rh 因子。同时，他们也揭示了 Rh 因子与新生儿溶血性黄疸之间的关联：Rh 阳性的胎儿可激发母亲体内生成针对 Rh 因子的抗体，进而引起胎儿红细胞的溶解，使得血红蛋白转化为胆红素并导致黄疸的发生。过去，这种情况往往导致婴儿死亡。为了挽救这些婴儿的生命，妇产科和新生儿科医生采取了包括全血替代性输血在内的预防性措施。

从哪里开始理解消化？

克里斯蒂安·德·迪夫

阿尔伯特·克劳德

乔治·帕拉德

有些书籍可能会对我们的职业生涯甚至人生轨迹产生重大影响。例如，对本书的一位作者而言，阅读由著名比利时生物学家及诺贝尔奖得主克里斯蒂安·德·迪夫（Christian de Duve）所著的《活细胞导览》（*A Guided Tour of the Living Cell*）就成为其人生的转折点。奥尔加·舍斯托娃在其学生时代阅读了这本书。在书中，作者首先引导读者想象自己缩小至比细胞中最小的细胞器还小的尺寸。随后，他让读者想象自己穿戴一种融合了航天服、消防服和潜水服特点的防护服，通过细胞膜的孔隙进入细胞质，踏上一段非凡的冒险之旅。奥尔加尤其难以忘怀书中对溶酶体的描述：这些充满能分解蛋白质的强力酶的细胞器，足以溶解任何入侵者。德·迪夫在书中深入探讨了细胞生物学与医学的关联，这深深地吸引了年轻的奥尔加，促使她报考了莫斯科国立大学生物系，并在该领域成功完成了她的医学论文答辩。

克里斯蒂安·德·迪夫的这本著作正是基于他的一项重要发现。1974 年，他与同事阿尔伯特·克劳德（Albert Claude）和乔治·帕拉德（George Palade）一同因此项发现而被授予诺贝尔奖，以表彰他们在细胞结构和功能组织方面的研究。

19 世纪中叶，科学家开始深入研究细胞。然而，由于当时光学显微镜的分辨率有限，他们无法详细观察细胞的多种结构和功能。研究领域的技术转折点出现在 20 世纪 40 年代中期，随着两项新技术的引入，研究面貌发生了根本变化。首先，新发明的高分辨率电子显微镜让科学家们得以深入观察细胞结构的细微之处。其次，新开发的技术让科学家们能对电子显微镜下可见的物质进行详细的化学分析。而要达到此目的，研究人员首先需要使用离心机按大小和重量对经过均质化处理的组织或细胞进行分离。差速离心法与电子显微镜的结构分析方法相得益彰。

在 20 世纪 30 至 40 年代，阿尔伯特·克劳德在纽约洛克菲勒大学领导使用电子显微镜研究动物细胞和差速离心技术的完善。1945 年左右，科学家们首次通过电子显微镜捕获到了富含新生物学信息的细胞及其组成部分的图像。时至今日，经过若干改进后，这种方法仍是细胞生物学中极为重要的技术之一。

克劳德的年轻同事们继续着他的工作。乔治·帕拉德首先对细胞核周边的细胞质区域进行了形态学和描述性研究。他对克劳德最初发现的膜网络进行了深入的研究。在普通光学显微镜下，这些膜结构难以观察到，因为它们是内质网。研究人员将内质网描述为一种反复折叠的空囊，占据了大部分细胞质。帕拉德观察并描述了这些囊状结构外侧褶皱上的微小颗粒——核糖体，这些颗粒在细胞内主要负责蛋白质的合成。在后续的一系列论文中，帕拉德和他的同事们展示了蛋白质生产过程中许多引人入胜的细节。例如，他们揭示了细胞内质网外核糖体上蛋白质的合成过程，并解释了这些蛋白质如何被送入内质网膜的间隙，并最终传输至高尔基体。

在对细胞结构进行形态学研究中，帕拉德特别关注了细胞结构的化学组成，而克里斯蒂安·德·迪夫的研究则为帕拉德的学说开辟了新视野。德·迪夫运用差速离心法根据细胞内容物的密度进行分离，随后，他在四个不同的部分中研究了各种酶的具体分布。这四个分离部分包括细胞核、线粒体（细胞的能量源）、微粒体（碎片化的内质网）以及细胞液。德·迪夫发现某些沉积酶并不归属于任何已知的四大类形态结构，而是构成了一种独立的细胞器类型，即第五类分离物。鉴于这些酶具有溶解和破坏性特性，德·迪夫推测它们应该是被限制在某种膜结构内部，以防止对细胞的损伤。他的这一猜测随后得到了证实：能溶解膜的化学物质实际上确实能释放出这些酶。电子显微镜的使用使观察和识别新的细胞器成为可能，从而使科学家们能够发现并开始对溶酶体进行详细的研究。

在细胞内，溶酶体发挥着多种重要的功能。它们参与到利用生物物质的过程中，包括抵抗细菌、吸收和分泌等防御机制。一般情况下，侵蚀性酶被安全地封存于溶酶体的膜中，保护细胞免受伤害。然而，若溶酶体的膜被破坏，它们则变成致命的杀手，引发细胞凋亡，即从内部引起细胞的自我毁灭。在医学领域，溶酶体已在多个方面被深入研究。例如，科学家们发现了几种由于溶酶体酶缺乏引起的遗传性疾病。溶酶体酶的缺乏会导致难以消化的残留物在细胞器内积累，引起细胞器膨胀，从而干扰细胞的正常功能。

1974 年诺贝尔生理学或医学奖得主克里斯蒂安·德·迪夫的发现很大程度地奠定了现代细胞生物学的基础。生物学教科书中我们常见的细胞结构图要归功于他们的发现。在此发现之前，人们认为细胞只是由若干组成部分构成的简单单元。现在我们明白，细胞是一个复杂而精密的系统，它具备维持生命所需的所有功能，包括复制必需部件和能量、物质转运、磨损或损坏部分的修复，以及抵御外界生物和物质的侵害。

"坏"胆固醇和"好"胆固醇

迈克尔·布朗

约瑟夫·戈尔茨坦

不久前，很多人关注健康时，便会有意识地避免食用鸡蛋、黄油及其他所谓的"含高胆固醇"的食品。他们担忧这可能导致血管中形成胆固醇斑块，并引发动脉硬化等心血管问题。但事实上并非一概而论：并非所有胆固醇都是有害的。

当美国科学家、遗传学家迈克尔·布朗（Michael Brown）和生物化学家约瑟夫·戈尔茨坦（Joseph Goldstein）发现胆固醇代谢的调节机制后，治疗因血液中胆固醇水平过高引起的疾病便成为可能。科学家们在细胞表面发现了特殊的蛋白质复合体——受体。这些受体能帮助血液中含胆固醇的分子（LDL，即低密度脂蛋白）进入细胞内。布朗和戈尔茨坦发现，重型家族性高胆固醇血症主要是由于低密度脂蛋白受体的完全或部分功能缺陷导致的，这种情况下胆固醇水平会持续升高。正常情况下，当健康人食用含胆固醇的食物时，体内会自然抑制胆固醇的合成，进而降低细胞表面低密度脂蛋白受体的数量以调节吸收速率。低密度脂蛋白受体的功能缺失会导致血中胆固醇水平增高，这些胆固醇随后可能在动脉壁上积累，引起动脉粥样硬化，最终可能导致心脏病或卒中。布朗和戈尔茨坦的突破性研究催生了针对动脉粥样硬化治疗和预防的新策略，他们因在胆固醇代谢调控机制方面的开创性发现而荣获诺贝尔奖。

过去十年中，关于胆固醇危害的讨论可能让许多人认为我们应尽一切可能避免摄入胆固醇。然而，这既不可能也不必要：胆固醇存在于我们所有的组织中，并对多种生命活动至关重要。此外，人体内 80% 的胆固醇是自身合成的，因此，不当的饮食习惯最多只能使血中胆固醇含量增加 20%。

在肝脏和肠道中，胆固醇会转化为可通过血液和淋巴系统运输的分子形式。这些脂质和蛋白质的组合被称为脂蛋白。科学家使用高速离心技术根据密度对不同类型的脂蛋白进行分类。其中两种脂蛋白在临床上尤为重要：低密度脂蛋白（LDL）和高密度脂蛋白（HDL）。后者通常被医生称为"好"胆固醇。

健康人的血浆中胆固醇含量约为每升 2 克。然而，在家族性高胆固醇血症这一遗传性疾病中，最高异常值可达每升 10 克，该病由先天性代谢缺陷引起。

胆固醇在体内发挥着多种重要功能。

第一，胆固醇是构成细胞膜的关键成分，占我们体内总胆固醇的 90% 以上。每个细胞均被细胞膜所环绕，细胞膜不仅充当保护屏障，还起着检查站的作用，严格筛选可以进出细胞的物质。这一功能通常由特定受体实现，它们负责捕获并转运特定分子进入细胞。1973 年，布朗和戈尔茨坦首次在细胞膜上识别到低密度脂蛋白受体，这一发现为胆固醇研究带来了重大突破。

第二，胆固醇是合成雌激素、睾酮、皮质醇和醛固酮等多种重要激素的基础物质。胆固醇储存在肾上腺和性腺细胞中，并会在需要时立刻被用于合成这些激素。

第三，胆固醇参与维生素 D 的合成，从而防止佝偻病的发生。维生素 D 是在紫外线辐射的影响下在皮肤中产生的，这一点人人皆知。然而，具体需要晒多久阳光才能维持足够的维生素 D 水平，这一细节鲜为人知。通常认为，在中部地区，每天外出半小时即可安全获得足够的紫外线以促进足量维生素 D 的合成，而不会有皮肤癌的风险。

第四，胆固醇的重要功能与营养有关。胆固醇在新陈代谢过程中转化为胆汁酸，这些胆汁酸会通过胆总管被输送到十二指肠。然后，胆汁酸重新被肝脏从血液中吸收，并再次输送到十二指肠。胆汁酸的循环有效地调控了血液中的胆固醇水平。肠道对胆汁酸的吸收越多，就越能减少肝脏合成新胆汁酸的需求，从而降低了新胆固醇合成的必要性。

食用含丰富纤维的植物性食物可以促进肝脏合成胆汁酸，进而降低胆固醇水平，因为纤维有助于结合胆汁酸。正是基于这一点，医生们通常建议每天至少摄入五份蔬菜和水果。在美国，一种寓教于乐的方式正被用来教育孩子们养成健康的饮食习惯，孩子们会被鼓励在一天中品尝各种颜色的蔬菜和水果，以此组成一道五彩斑斓的"食物彩虹"：红色——西红柿，橙色——胡萝卜，黄色——香蕉，绿色——香菜，蓝色——蓝莓和茄子，紫色——李子。孩子们被引导想象自己是在寻找宝藏。

　　血液中的大部分胆固醇以球形的低密度脂蛋白颗粒存在（图 7）。其核心由大约 1500 个胆固醇酯分子组成，每个分子由胆固醇与长链脂肪酸结合而成。核心被一个表层包围，该层包括 800 个磷脂分子、500 个未酯化胆固醇分子和一种大分子载脂蛋白 B，后者负责将低密度脂蛋白引导至细胞受体。在血液循环中的低密度脂蛋白颗粒首先会与细胞表面的特定受体结合，这标志着颗粒的吸收开始。这些与受体结合的颗粒位于细胞表面的小窝中，随着过程的进行，这些小窝逐渐加深并向细胞内部延伸，最

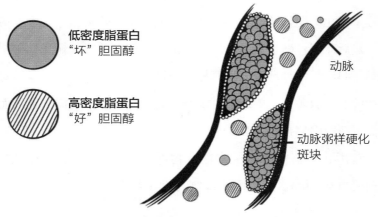

图 7　低密度脂蛋白分子和胆固醇代谢

终与细胞膜分离，并形成具有自身膜结构的囊泡。囊泡内容物融合形成内体。此后，低密度脂蛋白从其受体上分离出来，而受体则返回到细胞表面。低密度脂蛋白随后被运送至溶酶体，在那里，胆固醇酯被分解成游离胆固醇，这种游离胆固醇不仅用于新细胞膜的合成，也可能转化为类固醇激素和胆汁酸。同时，这一过程中细胞吸收的胆固醇还能抑制细胞内胆固醇的自身合成，从而调控细胞内胆固醇水平。

胆固醇水平失调有何后果？

胆固醇水平偏低虽然比较罕见，但可严重损害包括神经系统在内的多个重要生理系统。相较之下，胆固醇代谢异常更多表现为高胆固醇水平。过量的胆固醇在动脉壁上形成斑块，可能引发动脉堵塞，从而导致心脏病发作或卒中。胆固醇在动脉血管壁中的积累是逐渐发展的，这一过程可能持续数十年。导致动脉中胆固醇积累的风险因素包括高血压、缺乏运动、吸烟、长期压力和遗传因素。

在深入研究家族性高胆固醇血症的过程中，布朗和戈尔茨坦意外发现了一种全新且有效的调节胆固醇代谢的方法。他们的研究发现，通常情况下细胞具有自我合成胆固醇的强大能力。当血液中的低密度脂蛋白浓度较低时，细胞会通过增加其表面的低密度脂蛋白受体数量来促进更多的低密度酯蛋白被吸收，从而降低血液中低密度脂蛋白的浓度。因此，细胞对低密度脂蛋白的吸收能力越强，血液中的低密度脂蛋白含量就越低，从而有效减少心血管疾病的风险。基于这一发现，诺贝尔奖得主们开发了基于增强低密度脂蛋白受体功能的创新治疗方法。对于轻度杂合性家族性高胆固醇血症患者，通过药物可以有效增加低密度脂蛋白受体的数量，从而显著降低血液中的胆固醇水平。然而，在更为严重的纯合子型家族性高胆固醇血症，由于完全缺乏功能性的低密度脂蛋白受体，单纯的药物治疗往往无法取得预期效果。在一起特殊的案例中，一位患有严重家族性高胆固醇血症的六岁小女孩，因疾病引发多次心脏病发作，医生最终决定对她进行肝脏和心脏的双重移植手术。这是一次极为罕见且复杂的手术。术后六个月，小女孩的血液胆固醇水平从术前的每升 12 克显著下降到每升 3 克，手术取得了显著成功。

布朗和戈尔茨坦的研究揭示了低密度脂蛋白受体在调节血液胆固醇水平中的关键作用，为动脉粥样硬化和心脏病的预防及治疗提供了新的医学策略。这一发现为那些需要严格控制饮食的人提供了新的治疗希望，使他们可以在减少对饮食严格限制的同时，有效地管理和控制自身的胆固醇水平。

在大多数发达国家，心血管疾病是导致死亡的首要原因，其死亡人数甚至超过癌症。此病通常由遗传和环境因素引发，这些因素联合导致细胞表面低密度脂蛋白受体数量减少，从而提高了血液中低密度脂蛋白的水平，增加动脉粥样硬化的风险。布朗和戈尔茨坦的突破性研究推动了一类新药物的开发，这些药物可以显著增加低密度脂蛋白受体的数量，从而彻底改变了心血管疾病的治疗方式，并显著减轻了对患者饮食的严格限制。因此，未来即便是胆固醇水平稍高，您也无需再放弃那些美味的黄油三明治和烤肉串了。

如何借助体内自噬机制减肥与抗癌？

大隅良典

近几十年来，诺贝尔生理学或医学奖往往授予由多位充满热情的科学家组成的团队，而非个人。尽管如此，依靠前人研究、经验和智慧深刻洞察的一些基础性发现，仍然是由那些孤独的探索者完成的。

130 多年前，俄罗斯科学家伊利亚·伊里奇·梅契尼科夫首次提出了"吞噬作用"这一概念。他通过自己开创性的工作，揭示了吞噬作用在免疫系统中的关键角色，并因此荣获诺贝尔奖。到了 20 世纪 50 年代中期，另一位诺贝尔奖得主，比利时生物化学家克里斯蒂安·德·迪夫引入了"自噬"这一术语（来自希腊语 αὐτός "自我"和 φαγεῖν "吃"，意指"自我吞食"）。德·迪夫创造这一术语是为了描述他和同事们通过电子显微镜发现的一种现象，即细胞内外的各种碎片被运输到特定的细胞部位。当研究人员首次看到细胞可以通过将内容物封装在膜片中形成囊泡，并将其送往称为溶酶体的细胞器进行分解时，"自我吞食"的概念便随之诞生。

　　研究自噬过程的一个难点是缺少能够用放大设备观察到该现象的实验模型，而另一个难点则是难以识别控制这一过程的关键基因。在 20 世纪 90 年代初，日本科学家大隅良典（Yoshinori Ohsumi）通过一系列精妙的酵母菌实验，证明了人类细胞内存在类似的机制。大隅不仅详细描述了这一过程，还确定了控制自噬的关键基因，由此一下解决了两个重要的科学问题。2016 年，大隅良典因揭示自噬机制的奥秘而荣获诺贝尔奖。

　　消化和再利用自身废物是所有生命系统的关键功能之一。早在 20 世纪上半叶，科学家们就发现活细胞中的消化功能是由含有分解蛋白质、碳水化合物和脂质的酶的溶酶体来执行的。到了 20 世纪 60 年代，新的观察显示，溶酶体中有时能发现大量的细胞内物质，甚至包括完整的细胞器。随后的生化与显微分析揭示了一种新型细胞器，这些细胞器可以将细胞内的物质运输到溶酶体以供分解。克里斯蒂安·德·迪夫将这些细胞器命名为自噬体。那么，细胞是如何清除这些大型蛋白质复合物和已磨损的细胞器呢？

　　大隅良典涉足的研究领域极其广泛，1988 年他创建自己的实验室时，主要研究的是酵母液泡的蛋白质降解过程，这是蛋白质合成的逆过程，而酵母液泡作为一种细胞器，其功能与人体细胞中的溶酶体类似。大隅面临的一个棘手问题是，酵母细胞体积极小，难以在显微镜下观察其内部结构。这位科学家当时甚至无法确定酵母细胞中是否存在自噬现象。大隅假设，在消化活动旺盛时阻断液泡中的降解过程，自噬体将会积聚，并在显微镜下变得可见。因此，他培育了一种缺乏降解酶的突变型酵母。在营养贫乏的培养基中培养这些酵母的同时，也触发了自噬作用。结果令人震惊：仅几小时后，液泡内便充满了未被降解的小气泡。大隅的实验证实了酵母细胞中的自噬现象。在其形成过程中，自噬体吸收了包括受损的蛋白质和细胞器残留在内的细胞废物。最终，自噬体与溶酶体融合，并在酶作用下其内容物分解成氨基酸。此过程为细胞提供了所需的营养物质和新的生物建材。

但更为重要的是，大隅良典现在掌握了一种确切地识别和描述参与此过程的关键基因的方法。在诺贝尔奖演讲中，他坦言："我每天都花费大量时间在显微镜下观察液泡。在这些年里，我在观察酵母细胞上花费的时间比任何人都多！"

通过持续的观察，大隅发现了控制自噬过程的关键基因。具体经过如下：大隅人工培育了一种酵母菌株，由于营养不足，这些酵母菌积累了大量自噬体；接着，他用一种能引起多个基因随机突变的药物处理了这些酵母细胞，并激活了自噬作用。他的策略成功了！同年，他便紧接着确定了自噬过程所需的首批关键基因。在随后的研究中，他明确了这些基因编码的蛋白质的功能特性。研究结果显示，自噬过程由一系列蛋白及其复合物调控，它们各自负责自噬体的启动和发展的不同阶段。

得益于大隅的这些发现，围绕自噬体的研究数量迅速增加。在 1992 年他刚发现自噬体时，学术期刊上关于这一主题的文章大约只有 20 篇，但在随后的几年内，这一数字激增至大约 5000 篇。

现在我们已经明白，自噬是细胞必需的一种生理机制。它负责调控重要的生理功能，其中包括对细胞组分进行必需的分解和再利用。自噬机制在饥饿或其他压力状态下对细胞至关重要，因为它能迅速为细胞提供能源，并供应修复细胞所需的原材料。在感染时，自噬能够清除侵入细胞内的细菌和病毒。自噬还促进了胚胎的发育和细胞的分化。此外，细胞还能通过自噬机制清除有缺陷的蛋白质和细胞器。

研究表明，自噬功能受损与帕金森病、2 型糖尿病及其他由于未处理物质积累引起的疾病相关，这种问题在老年人群体中尤为常见。自噬调控基因的突变可能导致遗传疾病，自噬机制的失调也与癌症的发生相关。以上种种因素均驱动了研究团队积极开发针对各种重症的药物，而大隅良典的这些发现则成为这些研发工作的关键。

当本书的一位作者在脸书上分享这一内容时，引发了以下疑问：长时间禁食（16 小时以上）不仅有助于减重，还能预防肿瘤和延缓衰老，是真的吗？迄今为止，可以确定的是，在低营养培养基中培养细胞会显著增加自噬体的数量，这也加强了细胞内蛋白质碎片及其他"废物"颗粒的处理过程。据推测，这种机制可能真的具有积极效果。

20 世纪的基因研究：从发现到编辑

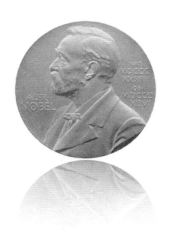

染色体遗传理论的创立

托马斯·摩尔根

自古以来，人们便观察到，孩子们通常在外观和性格上会与其父母相似，兄弟姐妹之间也频繁展现出惊人的雷同之处。对此，人们试图找出合理的解释，探究这些特征是如何一代代传递下来的，并且研究人们如何可能展示出祖先所未曾拥有的特质。长期以来，关于遗传的理解充满了神秘色彩，这并未能让人类真正接近问题的正确解答。

古希腊学者希波克拉底提出，孩子会从父母的不同身体部位继承各种特质，这一观点也得到了亚里士多德的认同。这一假设经过轻微的修改后一直流传至 19 世纪末，唯一与之抗衡的理论是起源于宗教教义的"预成论"。根据这一理论，在首位女性被创造的瞬间，所有未来的子代已经预设在她的子宫中。而男性精子则被认为是极其微小的人类，这些微型人类将随后成长壮大。在 17 至 18 世纪，这种改进后的预成论在生物学中颇为流行。就是在那个时期，人们开始构想可能在实验室中创造霍尔蒙克斯（即人造人）的可能性（图 8），这一点在 2010 年左右引起了互联网社区的广泛关注和讨论。

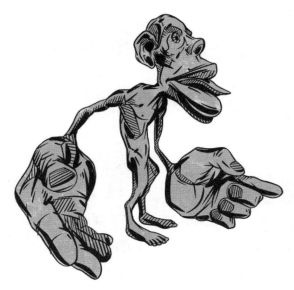

图 8　霍尔蒙克斯（人造人）

19 世纪中叶，遗传学研究正式拉开帷幕。圣奥古斯丁修道
会的修道士格雷戈尔·孟德尔在 1866 年发表了关于植物杂交的
实验成果，为后续遗传学研究奠定了基础。同年，未来遗传学领
域的领军人物托马斯·摩尔根（Thomas Morgan）在美国出生，他
成为孟德尔思想的继承者，并推动了遗传学者群体的发展。

孟德尔的实验不仅推翻了当时流行的遗传理论，更标志着一
个新时代的来临。尽管当时科学界对他的发现置若罔闻，但他通
过对不同品种豌豆进行杂交实验，提出了遗传的两条基本定律。
第一条是"分离定律"，它表明：当两个不同的遗传因子在同一
代中共同决定一个特性（例如植物的高度）时，这些因子将在后

代中自动分离。第二条是"自由组合定律"，这一定律表明：在未来的世代中，各种遗传因子可以自由重新组合，产生独立的新特性。例如，如果将一株高大并带有红色花朵的植物与一株矮小且有白色花朵的植物杂交，不仅可能产生高大的红花和矮小的白花植株，还可能出现矮小的红花和高大的白花植株。

孟德尔因精确记录植物遗传特征及其在后代中的表现（图9）而受到后来遗传学家的高度评价。他所发现的简单且重复的数字比例，为科学家们提供了理解遗传机制的关键。进入20世纪，实验遗传学进一步验证了孟德尔规律的普适性，这些规律适用于所有多细胞生物，包括苔藓、开花植物、昆虫、软体动物、螃蟹、两栖动物、鸟类以及哺乳动物，其中也包括人类。

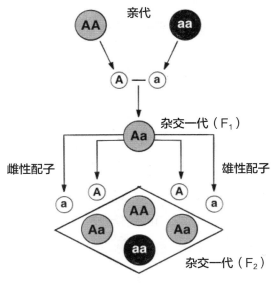

图9　孟德尔三代遗传模式图

然而，孟德尔的定律如同许多超前于时代的伟大发现一样，最初并未被当时的科学界充分认可，甚至随时间逐渐被遗忘。1884 年孟德尔去世之后，他的理论几乎被整个科学界忽视，直到下个世纪初才重新被发现。

1900 年左右，孟德尔的遗传定律得到了重新发现，那时的科学界终于准备好接受这一划时代的理论，并开始评估其深远的科学意义。此时，科学家们已经对细胞及其核的结构有了精确的理解。自 19 世纪 70 年代初起，关于有丝分裂和染色体的知识已相对成熟。人们认识到，染色体是在细胞分裂过程中显现的特殊线状结构。通过观察染色体在细胞分裂不同阶段的分离、移动和融合过程，研究者们逐步认识到，染色体并不是新形成的结构，而是因为在有丝分裂过程中变粗而更加清晰可见。1903 年至 1904 年，关于染色体作为遗传信息的承载者这一观点首次被明确并合理地提出。

到了 1910 年，科学界已经为新的遗传研究奠定了坚实的理论基础。这一年，美国动物学家托马斯·摩尔根开始了他的研究项目，这些研究最终在 1933 年使他荣获诺贝尔奖，以表彰他在阐明染色体在遗传过程中的作用方面的贡献。

摩尔根成功的原因有多方面。首先，他结合了两种表面上不相关的方法：一是孟德尔采用的统计遗传学方法，二是显微镜技术。摩尔根和他的团队不仅精确观察了遗传特征如何从一代传至下一代，还细致地记录了细胞与染色体层面上的微观过程，探究了这些过程如何影响杂交的具体结果。

摩尔根选择实验对象的高瞻远瞩也是他成功的关键。他选择了黑腹果蝇，这种果蝇很快成为典型的模式生物（图 10）。它们在实验室条件下易于饲养并能够良好地适应实验需求。黑腹果蝇具有高效的繁殖能力，每 12 天便能产生一个新的子代，一年可繁殖至少 30 次。雌性果蝇一生可产卵达 1000 个，而且雌雄易于区分。这种明智的选择使摩尔根在遗传学领域比其他科学家更快取得进展，尤其是那些早期使用不太合适的动植物作为研究对象的科学家。

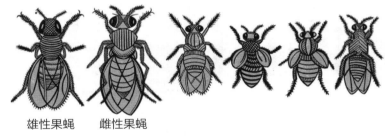

雄性果蝇　　雌性果蝇

图 10　果蝇的不同遗传形式

正如孟德尔的遗传定律一样，摩尔根的发现也可以总结为四条基本的规则或定律：组合规则、组合群数量限制规则、基因重组规则以及染色体上基因的线性排列规则。这些规则从根本上补充并扩展了孟德尔的定律，它们紧密相连，共同构成一个生物学上的整体。

摩尔根的组合规则表明，某些遗传特征是相互关联的，这极大地限制了孟德尔的独立组合定律，即基因在后代中可以自由组合。组合群数量的限制规则指出，组合的可能性受到染色体数量的约束。此外，组合规则还受到了摩尔根描述的"基因交换"或"交叉互换"现象的影响，他认为这是染色体间部分真实交换的结果（图 11）。虽然这一理论最初受到了广泛的质疑，但后来通过直接的显微镜观察得到了实证。

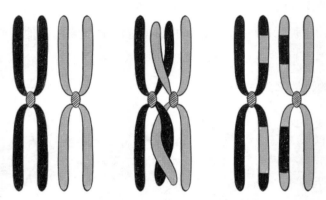

图 11 "基因交换"或"交叉互换"现象

摩尔根提出的基因线性排列规则一开始被认为是天方夜谭。他认为，控制各种遗传特征的基因在染色体上的分布，就像串在一根线上的珠子，这一观点最初遭到了广泛的质疑。事实上，摩尔根是通过统计分析果蝇杂交的结果，而非直接对染色体进行观察来得出这些惊人的结论的。随后的研究也彻底验证了他的理论的正确性。

摩尔根的研究不仅为遗传学的进一步发展奠定了坚实的基础，而且很快就显示出了它的实际应用价值。他制定的规则彻底改变了我们对人类遗传疾病的理解，极大地扩展了治疗和预防这些疾病的可能性。例如，摩尔根的研究成果帮助我们理解了被称为"皇室病"的血友病的遗传机理，这是一种曾在多个欧洲王室成员中见到的疾病。不过，这种病并没有影响到女性成员。这是因为根据摩尔根的遗传组合规则，控制血液凝固能力（即血友病的原因）的基因存在于X染色体上。女性有两条X染色体，而男性只有一条。因此，血友病主要在男性中表现，并且这种病通常是由母亲传给她的儿子（图12）。这些关键的遗传知识能极大地助力家庭规划，或者至少可以帮助家庭为可能出生的特殊需要儿童做好更周全的准备。

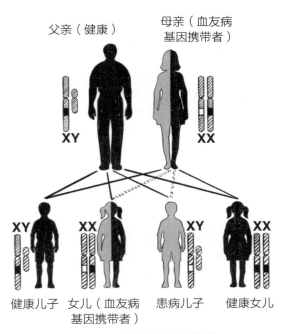

X连锁隐性遗传

父亲（健康）　　　母亲（血友病基因携带者）

XY　　XX

XY　　XX　　XY　　XX

健康儿子　女儿（血友病基因携带者）　患病儿子　健康女儿

图12 血友病的遗传模式

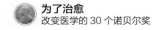

顺便一提

尽管在英语中，"孟德尔主义"（mendelism）这一术语仅指孟德尔的理论，但在苏联，这个词却带有负面含义。直到 20 世纪 60 年代，"孟德尔-摩尔根主义"被用来指代格雷戈尔·孟德尔和托马斯·摩尔根的遗传学理论体系，这一术语在英语中也是如此使用。然而，在当时的苏联政治环境中，遗传学被视为"帝国主义的卖身契"，其创始人也常受到严厉的公开批评。

20 世纪最关键的发现，仅三个字母便足以概括——DNA

弗朗西斯·克里克

詹姆斯·沃森

莫里斯·威尔金斯

在解码了脱氧核糖核酸（DNA）结构之后，英国科学家弗朗西斯·克里克（Francis Crick）在给儿子的信中写道："沃森（James Watson）和我可能完成了有史以来最重要的发现。"他的这一评价是极其准确的。DNA 结构及其功能的确定，不仅是分子生物学的里程碑，也标志着全球科学界的重大突破。虽然克里克在信中仅提到了沃森，但莫里斯·威尔金斯（Maurice Wilkins）和罗莎琳德·富兰克林（Rosalind Franklin）也在解析 DNA 结构过程中发挥了关键作用。

在这一伟大发现之前，科学家们已经知道 DNA 由磷酸基团、脱氧核糖以及四种含氮碱基——腺嘌呤（A）、鸟嘌呤（G）、胸腺嘧啶（T）和胞嘧啶（C）组成。根据 1951 年查尔加夫（Chargaff）提出的规则，腺嘌呤与胸腺嘧啶、鸟嘌呤与胞嘧啶在 DNA 中以等量配对存在。20 世纪 50 年代初，来自伦敦国王学院的莫里斯·威尔金斯和罗莎琳德·富兰克林获取的 X 射线衍射照片揭示了 DNA 的螺旋状结构。这引发了学术界一场关于谁能根据现有数据构建出正确 DNA 模型的激烈竞赛。

1951 年，弗朗西斯·克里克和詹姆斯·沃森首次提出了关于 DNA 结构的假设，但他们的初步模型出现了错误。他们设想的结构中，DNA 的中心骨架是由磷酸组成的，这一模型最终证实是不切实际的。随后在 1952 年，莱纳斯·保林（Linus Pauling，获 1954 年诺贝尔化学奖和 1962 年诺贝尔和平奖）也提出了自己的假设，同样错误地将磷酸骨架放在了分子的中心。直到 1953 年，克里克和沃森吸取了之前的教训，终于成功地提出了一个正确的 DNA 结构模型，这一模型至今仍广泛被收录在所有生物学教材中。罗莎琳德·富兰克林在 1952 年末拍摄的高质量照片对这一革命性理论的形成起到了决定性作用。

现在，任何高中生翻开生物学教科书都能了解到，DNA 分子由两条互补的核苷酸链构成（包含含氮碱基、脱氧核糖和磷酸），这些链条通过前一个核苷酸的磷酸和后一个核苷酸的脱氧核糖之间的"桥"相连。这两条链通过氢键以互补的方式连接：腺嘌呤与胸腺嘧啶对接，鸟嘌呤与胞嘧啶对接，从而形成了一种镜像对称的结构。正是这种互补性的发现，使得科学家们能够构建出在细胞分裂过程中 DNA 如何复制的理论——实际上，每条 DNA 链都可以以唯一的方式复制，从而形成一个完整的分子。

在揭示 DNA 结构（图 13）之后，科学家们没有停止他们的

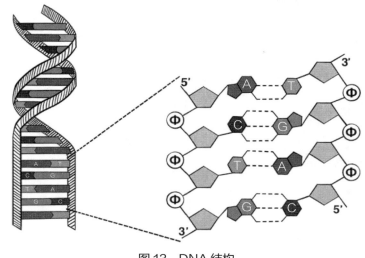

图 13　DNA 结构

研究步伐，而是继续深入探索遗传信息在新细胞的生成和现有细胞活动中的传递机制。1958 年，弗朗西斯·克里克阐述了分子生物学的核心原理。第一，他发现在 DNA 复制过程中，细胞内的遗传信息会加倍：DNA 分子解开成两条单链，然后每条单链都通过互补原则各自形成一条新的完整链。第二，在一个称为"转录"的过程中，DNA 上的遗传信息被转录成单链的核糖核酸（RNA）。第三，在细胞内的一种特殊结构——核糖体中，根据RNA 所携带的指令，通过氨基酸组装成蛋白质，这一过程被称为"翻译"（图 14）。

　　弗朗西斯·克里克、詹姆斯·沃森和莫里斯·威尔金斯因在揭示核酸分子结构及其在遗传信息传递中的作用方面的卓越贡献，于 1962 年共同获得了诺贝尔奖。遗憾的是，尽管罗莎琳德·富兰

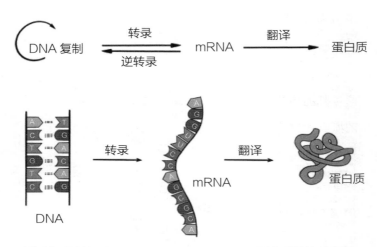

图 14　DNA-DNA、DNA-RNA、RNA-蛋白质转换示意图

注：尿嘧啶（U）是 RNA 特有的碱基，与 A 配对。

克林在研究初期贡献巨大，但她已于 1958 年去世。根据诺贝尔奖的规定，已故人士不得获奖，因此她未能获得这一荣誉。

这一关于 DNA 结构的发现及其在细胞生命中的作用，极大地影响了未来几十年的科学研究方向。正是这些发现，使得克隆技术、转基因生物的开发、利用 DNA 分析确定亲属关系等许多具有实际应用价值的技术成为可能。詹姆斯·沃森的科研生涯尤为引人注目，他不仅是最早揭示 DNA 结构的年轻科学家之一，还在 1990 年领导了全球范围致力于破译人类 DNA 序列的"人类基因组计划"。此外，沃森在 2007 年成为世界上第一个基因组被完全解读的人，这是一个具有里程碑意义的事件。

然而，这里的情况相当复杂。沃森博士并不希望详细了解自己的基因组信息。这位科学家特别请求，如果在基因测序中发现他携带名为 ApoE4（也就是载脂蛋白 E）的基因，则不要将此信息告知他。因为 ApoE4 基因的携带者患上阿尔茨海默病的概率会增加 30%~50%。大多数携带该基因的人只有在出现初步症状后，才会通过基因检测知晓自己的情况。鉴于当前医学水平还无法对阿尔茨海默病进行预防或治疗，我们可以理解沃森为何选择不知情——如果无法改变结果，为何要给自己带来额外的烦恼？不知道或许是一个更好的选择。

2015 年，詹姆斯·沃森访问了俄罗斯，这次访问不仅对当地科学界有重大意义，对沃森本人亦是一个重要事件。这是因为在 2014 年，沃森出售了自己的诺贝尔奖章，所得款项捐献给了他任职的大学。这枚奖章最终被俄罗斯商人阿利舍尔·乌斯马诺夫（Alisher Usmanov）购得，并在沃森访问俄罗斯科学院时归还给了他。沃森被这一慷慨之举感动。

早在 1953 年，富兰克林、威尔金斯、沃森和克里克的发现已奠定了分子生物学、病毒学、遗传学、生物信息学以及其他多个学科的发展基础，极大地推动了这些领域的快速发展。本书介绍的大约一半科学成就均基于这些科学家确立的原则。这些原则极有可能成为未来众多诺贝尔奖级别科学发现的基石。

破译遗传密码

罗伯特·霍利

哈尔·科兰纳

马歇尔·尼伦伯格

在诺贝尔生理学或医学奖的历史中，同一领域短时间内多次获奖的情况非常罕见。诺贝尔奖委员会在挑选提名者时，会涉猎广泛的发现和研究，力求做到涵盖各个医学和生理学专业。然而，分子生物学是一个明显的例外。从 1958 年开始的十年间，这一领域累计获得了五项诺贝尔奖。其中，最为突出的一次是 1968 年授予罗伯特·霍利（Robert Holley）、哈尔·科兰纳（Har Khorana）和马歇尔·尼伦伯格（Marshall Nirenberg），以表彰他们对"破译遗传密码及其在蛋白质合成中的作用"的杰出贡献。

遗传密码的解密旅程始于 100 年前，当时瑞士的年轻医生弗里德里希·米舍尔（Friedrich Miescher）从细胞核中分离出了一种新型的化合物，并将其命名为核素。今天，我们称这种化合物为核酸。在其两年前，奥地利的生物学家格雷戈尔·孟德尔通过对花园豌豆进行的一系列简单实验，展示了"遗传因子"（现称基因）如何控制生物的生理特征，例如植物花朵的颜色。弗里德里希·米舍尔和格雷戈尔·孟德尔的发现为将遗传学确立为一门科学奠定了基础。虽然他们的发现最初看起来毫无联系，但一个世纪后，这些发现组合在一起，揭示了遗传密码的全貌，罗伯特·霍利在诺贝尔奖演讲中将其称为"生命的代码"。

那么，遗传密码到底是什么？为什么它会被称为"生命的代码"呢？

蛋白质虽然结构复杂，但其构建却遵循特定的规律。蛋白质是由有限数量的小型基本单元——氨基酸组成的。最初，科学家们估计氨基酸的种类在 21 到 23 种。如果把蛋白质的多样性比作一种语言，那么氨基酸就可以看作是这种语言的字母。在细胞中，氨基酸的"语言"描述了我们的遗传特征。

存在两种类型的核酸：核糖核酸（RNA）和脱氧核糖核酸（DNA）。20 世纪 50 年代，科学家发现遗传信息是从 DNA 传递到 RNA 的，然后由特殊的分子机构从 RNA 中读取信息并合成蛋白质。1953 年，弗朗西斯·克里克和詹姆斯·沃森确定了 DNA 分子的化学结构，揭示它呈双螺旋形状，类似扭曲的楼梯。在 DNA 中，每三个核苷酸组成的序列对应着蛋白质中的一个特定氨基酸。

进一步延展这个类比，我们可以说，除了氨基酸的语言，细胞中还存在着核酸的语言。一个细胞含有成千上万种蛋白质，这些蛋白质负责执行所有必要的化学反应，保证生物体的正常运作。每种蛋白质的合成都是由特定的核酸编码确定的。例如，一个有棕色眼睛的孩子从父母那里继承的核酸调节了生成眼睛虹膜深色色素所需的蛋白质。遗传密码，就是一本核酸与蛋白质之间的翻译手册，它允许我们将信息从一种"语言"转换到另一种"语言"。那么，这样一本手册是如何构建的呢？

为了解决这一难题，马歇尔·尼伦伯格在试管中重现了一个实验系统，这个系统使用核酸作为模板来组装蛋白质。首先，他合成了多聚尿嘧啶核苷酸——一种只包含尿嘧啶这一种碱基的 RNA 分子。随后，尼伦伯格将这种 RNA 分子置于他的无细胞实验系统中，该系统包括混合的氨基酸、RNA、核糖体（蛋白质生成的复合体）、所需的酶及其他从细菌提取的物质。结果显示，聚尿嘧啶 RNA 成功指导了由苯丙氨酸氨基酸链组成的蛋白质的合成。因此，苯丙氨酸的密码是由尿嘧啶–尿嘧啶–尿嘧啶（UUU）组成的三联体。由于 DNA 包含四种含氮碱基，而遗传密码由这些碱基的三联体组成，因此存在 64 种可能的三联体组合（图 15）。后来，尼伦伯格、霍利和科兰纳在同一实验系统中重复使用每种三联体组合进行实验，合成了所有可能的三联体序列。从而揭示了所有 20 种氨基酸的遗传密码。尽管当时的发现认为一些三联体是"无意义"的，因为它们不编码任何氨基酸，但后来它们的作用得到了阐明。

这些实验确认了细胞如何进行核酸到蛋白质的翻译。接下来的问题是确定 RNA 在这个过程中的作用，以及在细胞空间中这整个机制如何与包含 DNA 的细胞核以及负责蛋白质合成的核糖体相互作用。这正是罗伯特·霍利研究的重点。他根据尼伦

核苷酸

第一位碱基	第二位碱基 U	第二位碱基 C	第二位碱基 A	第二位碱基 G	第三位碱基
U	UUU UUC 苯丙氨酸 UUA UUG 亮氨酸	UCU UCC UCA UCG 丝氨酸	UAU UAC 酪氨酸 UAA UAG 终止密码子	UGU UGC 半胱氨酸 UGA 终止密码子 UGG 色氨酸	U C A G U C A G U C A G U C A G
C	CUU CUC CUA CUG 亮氨酸	CCU CCC CCA CCG 脯氨酸	CAU CAC 组氨酸 CAA CAG 谷氨酰胺	CGU CGC CGA CGG 精氨酸	U C A G
A	AUU AUC AUA 异亮氨酸 AUG 甲硫氨酸 起始密码子	ACU ACC ACA ACG 苏氨酸	AAU AAC 天冬酰胺 AAA AAG 赖氨酸	AGU AGC 丝氨酸 AGA AGG 精氨酸	U C A G
G	GUU GUC GUA GUG 缬氨酸	GCU GCC GCA GCG 丙氨酸	GAU GAC 天冬氨酸 GAA GAG 谷氨酸	GGU GGC GGA GGG 甘氨酸	U C A G

图 15　氨基酸的密码子编码表和终止密码子

伯格解码的苯丙氨酸的三联体密码，合成了一个与之对应的转运 RNA（tRNA）分子。

至此，我们已经明白，在蛋白质的合成过程中，至少有三种类型的 RNA 参与相互作用：信使 RNA（mRNA 或模板 RNA）、核糖体 RNA（rRNA）和转运 RNA（关于第四种干扰 RNA 的信息，请参见第 153 页）。信使 RNA 在细胞核中复制 DNA 的遗传代码，并将这些信息传递到细胞质中的核糖体。转运 RNA 包含氨基酸特定的核苷酸序列，它负责捕获并将氨基酸运输到核糖体，在那里在核糖体 RNA 的协助下进行蛋白质的合成。

霍利及其同事不仅揭示了 tRNA 的一级结构，即核苷酸链的碱基序列，还发现了其具有生物活性的二级结构（图 16）。这种二级结构表明在某些位置螺旋形状的结构发生相互接触，其形状类似三叶草。其中，"中间叶片"的核苷酸序列与 mRNA 的相应区域能够互补配对，即它们能够相互结合。这种 tRNA 与 mRNA 之间的互补性确保了蛋白质中氨基酸的正确排列。

在颁发诺贝尔奖时，委员会代表说道："在 1958 年的诺贝尔讲演中，爱德华·塔特姆（Edward Tatum）透过水晶球预言了分子生物学的未来。他预见到，有些在场的人将能亲眼见证遗传密码的破译。当时，这种预见看起来几乎是空想。然而不到三年，密码的首批字母就被解读，而多亏了你们的智慧，不到八年的时间，密码的性质及其在蛋白质合成中的大部分作用已为人所知。你们共同书写了现代生物学中最引人入胜的一章。"

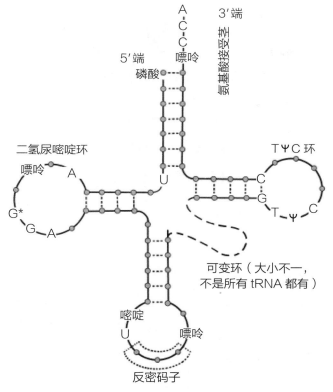

图16　tRNA 的二级结构

注：Ψ 为假尿苷。

顺便一提

第二次世界大战期间，罗伯特·霍利暂停了在康奈尔大学的有机化学研究，离开了医学院的岗位，加入了一个美国科学家团队，他们首次合成了亚历山大·弗莱明于1928年发现的青霉素。

人类基因组编辑的起点

维尔纳·阿尔伯

丹尼尔·内森斯

汉密尔顿·史密斯

"他们的研究开启了科学界前所未有的可能：在实验室中克隆人类，甚至能批量培育天才、劳动者和罪犯。"这是1978年瑞典电视台对诺贝尔生理学或医学奖得主的描述。这番话虽然有所夸张，但也并非完全是玩笑，因为他们的研究本身就极具吸引力，甚至无须任何夸大的修饰。

维尔纳·阿尔伯（Werner Arber）、丹尼尔·内森斯（Daniel Nathans）和汉密尔顿·史密斯（Hamilton Smith）的发现标志着遗传学发展新时代的开始。遗传学作为一门科学，从150多年前格雷戈尔·孟德尔的实验开始，他首次证明了我们拥有能够执行特定功能并能代代相传的基因。遗传学研究的第二个重要的发展时期始于20世纪40至50年代，标志是确认DNA在储存和传递遗传信息中的核心作用，使得遗传学转向分子层面，具备了化学的基础。科学家们发现，基因是DNA的片段，包含蛋白质合成的编码。20世纪60至70年代，分子遗传学的关键发现使该领域研究者获得了四分之一以上的诺贝尔生理学或医学奖。

尽管大多数实验都是在细菌和病毒上进行的，但其结果对人类同样适用。然而，人体的生命活动依赖于许多微生物所不具备的、由基因控制的复杂生物过程。科学家们面对许多挑战：如何解释一个受精卵如何在基因的调控下发展成为一个完整的独立生物？各种器官的细胞是如何保持其特定功能的？在20世纪50至60年代，科学家们在尝试回答这些问题时，就像是在尝试打开一扇紧锁的门。

在该研究领域中遇到的困难主要源自基因含有的海量信息。一个人体细胞中的DNA仿佛一本书，记录了该细胞的发展历程及其功能信息。这本书的每一页文字对应一个基因，涵盖了合成一种蛋白质的必要信息。整本书厚达一百万页。每次细胞分裂，这本巨书都会复制一遍，书中任何一页的一个小错误都可能引起疾病甚至死亡。化学物质或病毒可能会修改这本书的文字，引发癌症、遗传缺陷或其他遗传疾病。如果科学家试图阅读这本书并查找其中的危险错误，他会发现这些书页紧紧粘合在一起。那么，如何能在不损坏文字的前提下将书页分开呢？

限制性内切酶可以帮助我们打开这本密封的书。瑞士科学家维尔纳·阿尔伯在20世纪60年代初研究外源DNA影响下细菌会发生什么样的变化时，发现了这些酶。这个过程被称为宿主控制的修饰。通过一系列简单但卓有成效的实验，阿尔伯证明这种现象是由DNA的改变引起的，这显然是为了防止外源基因的侵入。一旦外来 DNA 进入细菌，就会被破坏。因此，他推测细菌含有限制性内切酶，能识别 DNA 的重复结构元素并与之结合。在这些结合处，DNA 链会分开，这就像打开了粘合在一起的书页。

美国科学家汉密尔顿·史密斯验证了阿尔伯的假设。他纯化了一种限制性内切酶，并证明它能裂解外来 DNA。史密斯确定了在酶作用下断裂的 DNA 区域的化学结构，并随后发现了描述这些酶的规则。这些酶都能切割 DNA，并且每种酶只在特定区域起作用。有了它们的帮助，巨大的 DNA 分子可以被精确地切割成已知的片段，这些片段随后可用于结构研究或遗传实验。

基因组编辑技术的最后一步由美国科学家丹尼尔·内森斯完成。他是首位在实验遗传学中应用限制性内切酶的研究者，其创新工作启发了全球众多科学家。内森斯利用限制性内切酶切割病毒 DNA，首次构建了 SV40 病毒的遗传图谱。他开发的方法不久后被其他科学家用来绘制更为复杂的基因图谱，迅速完成了他所研究病毒的完整遗传图谱。

限制性内切酶的使用在高等生物遗传研究中掀起了革命，彻底改变了人类对自身基因组的认识。研究人员发现了 DNA 中的编码区和非编码区，限制性内切酶也被广泛用于基因工程。这些酶使科学家能够精确地从细胞中删除或插入特定遗传片段，极大地推动了基因技术的发展。

这些实验一开始便引发了关于克隆人类和编辑人类基因组的伦理争议。但实际上，直到 20 世纪 70 年代末，这些技术还远未成熟。即便在今天，科学家们也只是在基因治疗领域小试牛刀，试图通过编辑患者的基因组来治疗疾病。生活在 21 世纪的我们，可能刚开始目睹由阿尔伯、内森斯和史密斯的研究催生的基因工程技术的巨大成就。1978 年，他们因"发现限制性内切酶及其在解决分子遗传学问题中的应用"荣获诺贝尔奖。

顺便一提

现代的基因组编辑技术使用限制性内切酶和精心设计的人工蛋白进行精确的基因操作，包括锌指蛋白和 TALEN 技术。但近年来，一种新的简单而有效的方法 CRISPR–Cas9 技术崭露头角，该技术通过使用人工 RNA 来识别目标 DNA 片段。这种方法因其实施相对简单而广受欢迎：与构造复杂的蛋白质相比，制造 RNA 更为容易。

第三章

人类的微小敌人：从科赫杆菌到人类免疫缺陷病毒

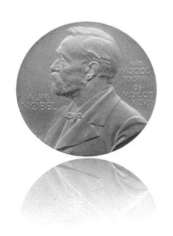

结核杆菌及微生物学的诞生

罗伯特·科赫

    诺贝尔奖的背后通常蕴藏着医生和科学家及其亲人间的动人故事。例如，伊利亚·梅契尼科夫对于感染防御机制的研究，正是起因于他年轻妻子因肺结核去世的悲痛经历。而罗伯特·科赫（Robert Koch）的科研生涯转折点，则是在他28岁生日时，收到妻子赠送的一台高质量显微镜。此后，科赫告别了原本并不顺利的医生职业，转而饲养大量实验室用的小白鼠，并把大量时间投入到显微镜下微观世界的观察与记录。他成功分离并详细描述了炭疽病、肺结核和霍乱的病原体，由此在科学界声名大噪，成为欧洲微生物学界的领军人物和德国细菌学派的奠基者。1905年，他因对肺结核的研究和发现被授予诺贝尔奖——这在很大程度上是因为在19世纪，结核病是包括德国在内的一些国家最普遍的致死性疾病。

    科赫之所以名声大振，还与他在微生物研究方法上所做的三项革命性创新密切相关。

    首先，科赫之前的研究者们在观察微生物时，通常是看其自然状态下的无色形态。但受限于 19 世纪的光学技术，这种方法往往难以甚至无法辨识微生物，特别是在微生物的光学密度与周围组织密度接近的情况下，识别就更加困难。科赫采用了苯胺染料，这种染料可以选择性地染色微生物体，极大地提高了观察的清晰度与有效性。而这一创新大幅推动了微生物学的研究，使之攀升到一个新的科学高度。

其次，罗伯特·科赫显著提升了显微镜的分辨率，实现了 900~1400 倍的放大效果。此前，显微镜的最大放大倍数仅为 400~500 倍。科赫是如何做到这一点的呢？他使用了油浸透镜，也就是将显微镜透镜浸入液态油中。这种方法增强了透镜的凸度，从而显著提升了放大效果。科赫拍摄的染色微生物照片，给当时的同行留下了深刻的印象。然而，使用油浸透镜并非易事，操作过程充满挑战。正如本书的一位作者回忆，她在莫斯科国立大学生物系学习期间，与同学们操作油浸透镜时破坏了不少微生物玻片的盖玻片。经过多次实践后，他们终于掌握了如何精确调整透镜以捕捉到清晰的显微图像。

最后，科赫发明了固态培养基。据传，这一发明的契机是他无意中在桌上留下了一块切开的马铃薯。那时，微生物通常在营养液中培养，这样很难分离得到病原体的纯培养。而将微生物混合物施加到固态培养基上后，每个微生物都能在其接触培养基的地方形成独立的菌落。科赫尝试了多种培养基，包括琼脂和明胶，这些材料至今仍被广泛用于生物学中，用于培养、分离和研究纯种微生物。

借助这三种方法，科赫取得了突破性的成果。他使用亚甲蓝对他家附近诊所一个死于肺结核的患者的组织样本进行了染色，接着用一种用于制皮革的强腐蚀性红棕色染料进行了染色处理。在显微镜下观察这些样本时，科赫发现了一种略显弯曲的、呈亮蓝色的杆菌。后来，微生物学家的追随者们将这种杆菌命名为"科赫杆菌"。这标志着结核病病原体的发现，并开启了人类与结核病的长期斗争。

罗伯特·科赫在微生物学领域的另一重要贡献是他制定了严谨的微生物实验科学规则，这些规则为微生物学的证据体系奠定了坚实基础。"科赫法则"可以概括为以下三点：

1. 相关疾病中必须检出该微生物，而在健康个体或其他类型的感染中则不会出现。

2. 必须能从疾病中分离出该微生物，并在实验室条件下进行纯培养。

3. 纯化的微生物再次引入宿主时，必须能够重现原始的病症。

只有当这三个条件同时满足时，才能确认某微生物是某种疾病的致病因子。尽管后续研究发现了"科赫法则"的一些例外情况，但这些原则在那个时代极大地推动了对传染病由微生物引起的理解。在 19 世纪，要证明这一点需要清晰且方法论上无懈可击的证据。例如，后来的研究发现了法则第一条的例外情况：尽管多数人体内都携带结核杆菌，但只有在体质较差的人（例如，营养不良、生活条件恶劣、缺乏新鲜空气和阳光）中才会激发出结核病。这种情况常见于人口密集的环境，如监狱或大型集体公寓中。

在 20 世纪 50 至 60 年代，苏联积极开展了防治结核病的活动。直到今天，我们仍能在斯大林时期建造的住宅和赫鲁晓夫时期的公寓中见到其影响。人们可能会注意到，在这些住宅的卫生间或浴室中，常设有一扇小窗户通向厨房，让阳光得以穿透。这种增加阳光照射的做法在当时被认为是预防结核病的有效措施。

在发现结核病病原体之后，科赫立刻着手寻求治疗方法。他从细菌培养中提取了结核菌素，试图通过向志愿者注射此菌素来实现免疫效果，即让人体对这种病原体不再敏感。尽管科赫的理论是正确的，但实际应用的结果却让人失望：治疗不仅未能成功，反而使患者病情加重。这种不良反应主要由于当时对过敏反应的研究尚不充分。

尽管结核菌素从未成为治疗结核病的手段，但它在现代医学中仍扮演重要角色。比如说，大家可能还记得小时候做过的结核菌素皮内试验（也被称为芒图试验）。这种测试后，在注射的部位常会留下一个类似"纽扣"的印记。这实际上是一种检测对结核菌素的特异性免疫反应的方法，通过皮下或皮内注射结核菌素进行。如果注射部位出现直径超过 5 毫米的炎症，那么，这种阳性反应表明测试者很可能曾经接触过结核病病原体，医疗人员则应对此予以特别关注。然而，实际上，即便出现直径超过 10 毫米的大"纽扣"，也不能完全确认病情。

此外，一些具有创新精神的年轻医学记者创建了一个名为"芒图试验要沾水"（Намочи Манту）的 Telegram 频道。这个频道旨在纠正一个广泛流传的误解，即很多人认为在接受结核菌素测试后需要避免某些特定行为。通过提供科学解释和分享最新研究成果，该频道帮助公众正确理解这项医学测试。不过，俄罗斯纳米技术专家开发了新一代诊断工具——结核重组变应原皮肤试验（Diaskintest）。这种诊断不使用灭活的科赫杆菌，而是使用重组的结核病变应原进行测试，大大提升了检测的信息含量。

在科赫发现结核病病原体近半个世纪之后，美国微生物学家塞尔曼·瓦克斯曼（Selman Waksman）因研制出一种有效的抗结核病抗生素而荣获诺贝尔奖。这种曾经严重威胁人类生命的疾病，现在已经得到有效控制，不再是全球人类的主要死亡原因。根据世界卫生组织提供的数据，自 2000 年至 2017 年，通过有效的结核病诊断与治疗，全球已成功挽救了约 5400 万人的生命。

尽管如此，2017 年全球还是有 160 万人死于结核病，其中五分之一的死者是艾滋病患者。我们将很快在本书中进一步讨论这一问题。在一些结核病仍然存在的国家，病原体出现了对现有抗生素的耐药性。特别是印度、中国和俄罗斯占了一半。在多数发达国家，结核病已基本被控制，这一点也得到了这些国家流行病学家们的广泛认同，他们甚至认为没有必要将此病包括在国家的疫苗接种计划中。在俄罗斯，虽然结核病的发病率、

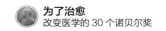

流行率和死亡率逐年降低，但形势仍然严峻：每 10 万人中就有 80 人患病。因此，对俄罗斯来说，定期进行 X 光检查和接种卡介苗仍然是非常必要的防治措施。

胃炎和溃疡并非由压力引起，而是由幽门螺杆菌所致

罗宾·沃伦

巴里·马歇尔

幽门螺杆菌的发现历程既戏剧性又具有里程碑意义。这段历史展示了科学家们的傲慢与偏见、战争的隔阂和语言的壁垒。其中，一位科学家因深信自己的理论而不惜拿自身健康冒险的故事尤为感人。在过去的 145 年里，幽门螺杆菌反复被发现又被遗忘，直到 20 世纪末，澳大利亚病理学家罗宾·沃伦（Robin Warren）再次将其带入公众视野，幽门螺杆菌才终于获得医学界的广泛认可。

让我们从最初的发现说起。1875 年，德国科学家首次在人类胃黏膜中发现了这种螺旋形的细菌。由于当时的技术条件无法在已知的营养基中培养这种细菌，这一发现很快被遗忘。11 年后，克拉科夫雅盖隆大学的瓦列里·雅沃斯基（Valeri Yavorski）教授在研究人类胃洗液沉淀物时，再次发现了这种异常的螺旋形细菌，并首次提出了其可能是胃疾病发展的病原。然而，由于雅沃

斯基的研究成果仅以波兰语发表，未能引起广泛关注，其重要性也因此未被国际医学界和科学界所认可。而这一故事也提醒所有科学家，为了使自己的研究成果得到国际科学界的关注，必须掌握一门外语。

1893 年，意大利研究者朱利奥·比佐泽罗（Glulio Bizzozero）在狗的胃中观察到这种螺旋形细菌。

1974 年，莫斯科的莫罗佐夫（I. A. Morozov）教授在一位消化性溃疡患者手术后的组织样本中观察到了螺旋形细菌。然而，由于当时缺乏培养这种细菌的微生物学方法，这一发现再次被遗忘了十年。此外，医学界当时普遍认为，没有微生物能在胃的侵蚀性酸性内容物中存活，这使得人们很难理解幽门螺杆菌在胃炎、胃溃疡和十二指肠溃疡中的作用。为了使医学界认可幽门螺杆菌的存在，必须提供令人信服的证据。而要做到这一点，就需要幽门螺杆菌培养基。

在澳大利亚珀斯，病理学家罗宾·沃伦（Robin Warren）注意到，在接受胃部活检的患者的胃下部检出了小型弯曲的螺旋形细菌。他发现，那些存在细菌的胃黏膜区域总是伴有炎症迹象。这一发现引起了年轻临床医生巴里·马歇尔（Barry Marshall）的极大兴趣，他与沃伦合作，对 100 名胃炎患者的活检样本进行了研究。经过若干次尝试后，马歇尔终于成功培养出了之前未被确认的细菌种类，后来其被正式命名为幽门螺杆菌（*Helicobacter Pylori*）。科学家在几乎所有患有胃炎、十二指肠溃疡或消化性溃疡的患者都检测到了这种细菌。基于这些结果，他们提出了幽门螺杆菌（图 17）可能是引起这些消化系统疾病的病因。

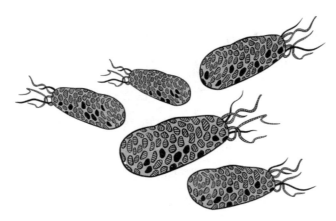

图 17　幽门螺杆菌

罗宾·沃伦的成就在于，他最终成功在传统微生物学研究用的皮氏培养皿中（一种扁圆形玻璃容器）培养出了幽门螺杆菌。他的年轻同事巴里·马歇尔则采取了更为激进的步骤，进行了一项极具说服力的实验：他在自己身上进行了测试。他饮用了含有幽门螺杆菌的培养物，随后不久便发展出了胃炎，而他的胃黏膜中也检测到了这种细菌。至此，科赫的三个定律得到印证，确立了这种细菌就是疾病原因。

1. 幽门螺杆菌在所有胃炎患者体内都能找到。
2. 这种细菌可以从患者体内分离出来，并在实验室中纯培养。
3. 用纯种幽门螺杆菌感染健康人，可以引发疾病。

这一发现推翻了长期以来认为胃炎是由压力和不良饮食引起的观点，明确了胃炎实际上是由幽门螺杆菌感染导致的。

马歇尔服用了两周铋盐和甲硝唑，成功治愈了自己因幽门螺杆菌引起的胃炎。他和罗宾·沃伦共同证明了抗生素在治疗胃炎、胃溃疡及十二指肠溃疡的广泛有效性。据统计，全球约有 38% 的胃溃疡和 56% 的十二指肠溃疡与幽门螺杆菌感染相关。在发达国家，大约有 50% 的人口终身携带这种螺旋形细菌，而在发展中国家，几乎每个人都可能被感染。虽然大多数感染者没有表现出明显症状，但有 10%~15% 的人会被诊断为消化性溃疡病，且在十二指肠比胃更为常见。现今，实验室确认的幽门螺杆菌感染通常通过抗生素和质子泵抑制剂联合治疗。

然而，不加控制地使用抗生素来消除健康带菌者体内的幽门螺杆菌可能会导致这种细菌对药物产生抗性。因此，治疗通常只针对确诊胃溃疡或十二指肠溃疡的患者。

尽管幽门螺杆菌的研究已取得重大进展，但我们仍未完全揭开其所有谜团。这种细菌感染不仅与溃疡和胃炎有关，其对胃黏膜的广泛侵袭还可能导致胃癌，这是全球癌症死亡的第二大原因。因此，我们不禁要问，幽门螺杆菌感染是否应被视为一种疾病？我们是否应该彻底清除它？幽门螺杆菌感染可以通过抗体测试、内窥镜下的活组织检测，或者通过测量胃中这种细菌产生的特定酶的呼吸测试来诊断。

自从科学家们确认了幽门螺杆菌在胃炎和溃疡形成中的关键作用后，他们也开始探索它与其他疾病如克罗恩病、溃疡性结肠炎、类风湿性关节炎以及动脉粥样硬化等方面的潜在联系。这些研究仍在积极进行中，旨在深入理解这种细菌的更广泛影响。

危险的人类免疫缺陷病毒和人乳头瘤病毒

弗朗索瓦丝·巴雷-西努西
吕克·蒙塔尼耶
哈拉尔德·楚尔·豪森

2008 年的诺贝尔生理学或医学奖格外不同寻常，三位科学家因为关于两种引发严重疾病的病毒的研究同时获奖。尽管这些研究聚焦于同一主题——病毒，但它们本质上是不一样的。

1. 第一项发现涉及人类免疫缺陷病毒（HIV），这种病毒被称为"现代瘟疫"。HIV 具有两个显著的特点：首先，它通过非传统途径传播：吸毒者共用针头、未受保护的性行为以及输入了受污染的血液。其次，与之前的流行病不同，HIV 是一种慢性感染，患者通常在 10 年内死亡。尽管目前还未找到根治 HIV 的方法，但通过及时发现并使用抗逆转录病毒药物治疗，仍然可以显著延长感染者的寿命。

法国病毒学家弗朗索瓦丝·巴雷-西努西（Françoise Barré-Sinoussi）和吕克·蒙塔尼耶（Luc Montagnier）首次在获得性免疫缺陷综合征早期患者的淋巴细胞及晚期患者血液中识别出了这种病毒。他们基于病毒的形态学、生化和免疫学特性，将其归类为人类已知的第一种慢病毒。

慢病毒的能力在逆转录病毒中十分独特，其能够在非分裂细胞中复制，并能向宿主细胞输送大量遗传物质。HIV 侵入淋巴细胞（免疫系统的组成部分）后会大量复制，并破坏 T 细胞，导致免疫系统受到抑制。这一发现是现代生物学和抗 HIV 治疗理论的基础。

2. 第二项发现是人乳头瘤病毒（HPV），感染率为 50%~80%，是最常见的性传播疾病。每年全球约有 50 万女性被诊断为宫颈癌，其中近一半的患者因此病去世。宫颈癌是女性中第二常见的癌症类型，仅次于乳腺癌。99.7% 被确诊为宫颈癌的女性均检出了 HPV。全球超过 5% 的癌症病例是由该病毒的持续感染引起。

目前已识别出超过 100 种 HPV，但并非所有类型都具有高风险。约有 40 种病毒会感染生殖器，其中 15 种与宫颈癌风险增加相关。在 20 世纪 70 年代，德国医生哈拉尔德·楚尔·豪森教授（Harald zur Hausen）提出了一项理论，即如果肿瘤细胞含有致癌病毒，那么病毒 DNA 会整合到细胞基因组中。因此，诱导细胞增殖的 HPV 基因可以用于寻找含有这种病毒 DNA 的肿瘤细胞。楚尔·豪森花费十余年时间来发展这一理念，并寻找各种类型的 HPV。由于只有部分病毒 DNA 整合进宿主基因组，这使得寻找工作变得复杂。1983 年，在对宫颈癌病例进行活检时，他成功识别出 HPV–DNA，从而发现了一种新型的肿瘤相关 HPV——HPV 16。一年后，他在患有宫颈癌的患者中分离出了致癌的 HPV 16 和 18 型。

哈拉尔德·楚尔·豪森的研究起初并未受到广泛认可，但最终却引发了医学界的一场革命。他确立了病毒与癌症之间的直接联系，这一发现催生了首款针对癌症的疫苗。2010 年，针对 HPV 16 和 18 型的疫苗面市，有效率高达 90%。

人类免疫缺陷病毒

人类免疫缺陷病毒最初感染的是黑猩猩，可能是通过被捕猎的黑猩猩的血液传递给人类。病毒突变速度的分析表明，病毒第一次从黑猩猩传播到人类是在大约 1900 年的西非。至今，科学界仍未能完全解释为何这种疾病从 20 世纪 70 年代开始急剧扩散。

1981 年，《新英格兰医学杂志》上发表了关于新型免疫缺陷综合征的第一篇医学报告，立即启动了病原体的寻找。文章详细描述了 19 名患有严重免疫缺陷的年轻人的病例，其中 12 人在报道发表时已经去世。这些患者展现出的是老年人或接受免疫系统抑制治疗才会出现的罕见感染和癌症类型。由于这批病例主要涉及同性恋或双性恋男性，最初人们将这种症状称为"同性恋免疫缺陷"。随后的研究发现，这种感染不仅可以通过性行为传播，还可能通过母婴、输血及其制品进行传播。因此，到了1982年，这种被视为新的严重疾病的病症被正式命名为获得性免疫缺陷综合征（AIDS），简称艾滋病。

值得一提的是，HIV的确认是在巴黎的巴斯德研究所完成的，这里也是免疫学家伊利亚·梅契尼科夫长期工作并取得诺贝尔奖成就的地方（见第11页）。病毒学家弗朗索瓦丝·巴雷–西努西和吕克·蒙塔尼耶从医生那里获得了这种神秘免疫缺陷及其相关疾病的患者样本。科学家推测这些疾病可能由一种逆转录病毒引起。逆转录病毒的基因组由RNA组成，而要融入宿主细胞的基因组，病毒首先需要通过逆转录酶将RNA转换成DNA。

在1982年12月一次病毒学家和临床医生的会议后，弗朗索瓦丝·巴雷–西努西和吕克·蒙塔尼耶获得一名出现疾病早期症状的患者的淋巴结样本。所幸他们得到的是淋巴结而非血液样本，因为淋巴结中的病毒含量比血液细胞中的高出数千倍。在培养淋巴结细胞后，科学家们检测到了逆转录酶的活性，这直接表明逆转录病毒正在活跃复制。他们还找到了病毒复制的靶细胞——参与免疫防御的T辅助细胞。这些受感染的细胞会聚集并失去功能，导致免疫防护力的丧失。

通过电子显微镜，可以看到新生成的病毒颗粒是如何从感染的细胞中释放出来的。病毒的外观及其形态表明，它属于逆转录病毒的一个亚类——慢病毒（Lentivirus）。熟悉音乐的人可能会联想到"lento"一词，即"缓慢的"。虽然这些病毒因导致疾病缓慢发展而得名，然而它们的复制速度极快，短时间内就能生成大量病毒，杀死感染的细胞。法国科学家分离的这种病毒是首个对人类具有高度危害性的慢病毒。

到了 1985 年，市场上推出了第一种用于检测人类免疫缺陷病毒 1 型（HIV-1）的商业血液检测试剂。自艾滋病毒被发现四年后，世界卫生组织启动了一项全球范围内的 HIV 防治项目。一年之后，这一流行病已经在全球范围内扩散，影响到了地球上约 1% 的人口。然而，随着病毒的清晰识别，防治措施和策略也随之得到了系统规划。

在病毒被识别之后，科学家们发现了由免疫系统产生的针对该病毒的抗体。这一发现使得疾病的诊断成为可能，并可以确定为了避免输血感染应采取的措施。此外，通过克隆技术，研究者们鉴定出病毒中的特定蛋白，这为开发抗病毒药物铺平了道路。这对于防止感染 HIV 的母亲将病毒传给新生儿具有重大意义。

在确定了引起这种初期不易察觉的疾病的病毒类型之后，科学家们随即投入到研发有效疫苗的工作中。遗憾的是，目前仍未能研制出一种有效的疫苗。原因在于：第一，HIV 病毒变异迅速，形态多变；第二，该病毒侵袭并杀死免疫系统的关键细胞，这些细胞对于激发免疫反应至关重要。虽然现在还没有能治愈此病的方法，但通过抗病毒药物治疗，患者仍可以维持多年几乎正常的生活。尽管如此，这一问题依旧严峻，因为在全球的 3300

万 HIV 感染者中，有 600 万 ~900 万人需要治疗。虽然我们不常看到因艾滋病而病重憔悴的人，可能会误以为这种病已不再流行或已被有效控制，但实际情况并非如此。令人遗憾的是，目前俄罗斯是 HIV 感染者增长最快的国家之一，这种情况可以从多方面来解释：一些人认为是由于毒品滥用严重，有的人认为是由于公共健康教育不足，还有的人归咎于宗教影响不足。性生活活跃的男性和女性理应在偶发性行为中采取防护措施以保护自己，但现实中，这种防护措施并未得到普遍实施。事实上，许多关于性行为的误区仍然在他们之间广泛流传。①

1. 这是一种罕见的疾病：HIV 携带者仅占总人口的 1%，因此其感染风险极低，无须每次性行为都使用避孕套。

2. 艾滋病似乎只困扰着吸毒者、性工作者和同性恋，普通人群似乎与此无关，关键是要选择"正常"的性伴侣。

3. 若不慎发生了可疑的性接触，建议在一个月后进行 PCR（聚合酶链反应）检测，如果结果显示阴性，则可以放心。

4. HIV 感染者通常容易通过外表识别：他们看上去状态不佳，且频繁生病。

---

① 参考尼基塔·朱科夫（Nikita Zhokov）的著作《医学：病理百科全书》（Модицина. Encyclopedia Pathologica）（莫斯科：ACT 出版社，2017 年）。

5. 宗教通过严格禁止婚前性行为能防止艾滋病的传播，
   特别是在伊斯兰国家。

6. 为何直到 20 世纪才发现艾滋病，之前似乎完全没有
   此病的迹象。HIV 并不存在，这不过是个阴谋论。

最后这一误区特别难以根除。它得到了所谓的 HIV 异议者
的支持，这些人呼吁拒绝接受治疗，其中还有注册医师。可以
说，他们和反疫苗者一样，对公共卫生构成了极大的威胁。

人乳头瘤病毒引发宫颈癌的发现

直至 1974 年，医学界普遍认为宫颈癌主要由单纯疱疹病毒
引起。然而，哈拉尔德·楚尔·豪森博士提出了一个新的看法，
他认为宫颈癌可能由一种尚未被识别的病毒引起的持续性感染所
致，并花费了数年时间来验证这一理论。他推测，在肿瘤细胞
内部若含有致癌病毒，那么这些细胞的基因中应该能检测到病
毒 DNA。这些病毒 DNA 可能在癌变细胞中长时间处于休眠状态，
而不会产生新的病毒颗粒。为了追踪这种病毒 DNA，楚尔·豪森
设计了一种短单链 DNA 片段作为"诱饵"，用以从肿瘤细胞中捕
获这些病毒 DNA。

这种"以饵捕鱼"的技术得以实现，是基于核苷酸按照互补
配对原则相连的生物学规律（例如，腺嘌呤与胸腺嘧啶配对）。
这一利用特定遗传序列寻找匹配序列的方法被称为杂交技术。已

知某些类型的 HPV 感染后，会在人体皮肤上引发疣的生长。楚尔·豪森最初是使用从足底疣细胞中提取的短单链病毒 DNA 片段进行实验的。借助这些"诱饵"，他能够从其他足底疣中轻松地提取到病毒 DNA，从而证实了这种技术的有效性。他还成功从普通的皮肤疣中提取了病毒 DNA。在多次未能从生殖器疣和宫颈肿瘤细胞中提取 HPV DNA 后，他调整了杂交策略，使"诱饵"与细胞中的病毒 DNA 不再完全匹配。经过十年的研究努力，楚尔·豪森终于从宫颈癌患者的宫颈管癌细胞中提取到了一种未知类型的 HPV DNA。1983 年，他描述了第一种致癌的病毒，并将其命名为 HPV 16。随后，他在其他患者的宫颈肿瘤细胞中鉴定出了另一种新型 HPV——HPV 18。之后，科学家克隆了这两种致癌的 HPV。

引发宫颈癌的 HPV 主要通过性传播。该病毒入侵人体后，会感染上皮细胞的基底层，尤其是多层鳞状上皮向柱状上皮过渡的区域受损最严重。在受感染的细胞中，病毒存在两种形态：一种是存在于染色体之外的游离型，通常为良性；另一种则整合到细胞基因组，为恶性。

对女性而言，通过性传播的人乳头瘤病毒构成了极大的威胁。虽然男性由于解剖结构的原因不会患宫颈癌，但他们可能成为该病毒的携带者。在罕见情况下，这种病毒也可能引发其他器官的癌症。

因此，女性在发生性行为前应特别考虑预防 HPV 的措施。预防 HPV 的有效方法包括使用避孕套和接种疫苗，建议在开始性生活前接种，通常是在 12~13 岁，如有需要，可延至 26 岁接种。目前针对致癌性最强的 HPV 类型已研发并应用了三种疫苗，这些疫苗已列入推荐免疫接种计划中。此外，一些国家还推荐对学龄男童进行疫苗接种，这是因为男性中的 HPV 感染可能会导致阴茎癌、肛门癌和口咽癌。不过，宫颈癌属于一种若早期发现则可完全治愈的癌症类型，这对女性来说是个好消息。

此外，哈拉尔德·楚尔·豪森博士慷慨地与全球研究人员分享了他分离和克隆的高危型病毒株，这极大加速了 HPV 疫苗的研发进程。

关于 HPV 的几个关键事实如下：

1. HPV 是宫颈癌的主要原因。据统计，每年全球约有超过 50 万名女性被诊断为宫颈癌。

2. 约 90% 的女性在感染 HPV 后，可以在 9~24 个月内自然清除病毒，无须任何治疗，这得益于她们自身的免疫系统。

3. 大多数情况下，HPV 感染可能长时间不会表现出任何明显症状。

4. 感染高致癌性的 HPV 类型，患宫颈癌的风险会增加 300 倍。

5. 在没有 HPV 感染的情况下，宫颈癌的发生率极低。

6. 根据致癌率，HPV 被分为低、中、高三个致癌风险等级。在宫颈癌病例中，最常见的是 HPV 16（占 50%）

和 18（占 10%）。

7. 人乳头瘤病毒还可能导致疣、乳头状瘤和生殖器疣等病变。这些皮肤病变含有大量病毒，虽然不具传染性（即不会传染给他人），但通常会因美观考虑而被移除。

医疗技术革新：
从器官移植到试管婴儿

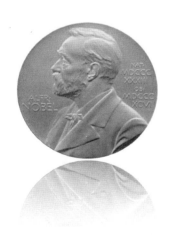

器官与血管移植

亚历克西斯·卡雷尔

如果问现代移植医学和心血管手术的基础是什么，答案毫无疑问是来自法国里昂的诺贝尔奖得主、生物学家兼外科医生亚历克西斯·卡雷尔（Alexis Carrel）的开创性研究。他开发出的新型血管缝合技术不仅确保了缝合部位的血流畅通，还有效地预防了术后出血、血栓形成、瘢痕产生和血管狭窄。

卡雷尔的研究成就使受损血管的重建变得可能。这项技术包括移除受损的血管段，并用健康的血管进行替换。这一方法在现代医学中的应用十分广泛，为血管修复提供了重要的技术支持。此外，他还创造了一种方法，能够使待移植的血管段、动脉、静脉和器官在手术前保持数天的新鲜状态。

亚历克西斯·卡雷尔的诺贝尔奖成就始于他的实验工作。他不仅在动物身上成功移植了包括部分甲状腺、卵巢、脾脏、单个及双肾在内的完整器官，甚至还成功为一只狗移植了腿。通过这些实验，卡雷尔证明了移植的器官能够存活并正常发挥功能。

1912 年，亚历克西斯·卡雷尔因其在血管缝合和器官及血

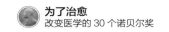

管移植领域的杰出贡献被授予诺贝尔奖。

血管自体移植技术已经成为许多高科技手术的基础。例如，在冠状动脉搭桥手术中，常常使用患者自身腿部的健康静脉来替换受损的冠状动脉。卡雷尔的研究成果也极大地推动了人工呼吸和血液循环装置的开发，为现代血管外科奠定了基础。

20 世纪 40 年代，随着抗生素和抗凝血剂的广泛应用，血管外科手术逐渐普及。此外，新药物的发现，能够有效防止器官移植后的排斥反应，使得人与人之间的器官移植变得可行（详见章节"青霉素：拯救生命的奇迹霉菌"）。

在亚历克西斯·卡雷尔发明其方法之前，医学界长期面临一个挑战：如何在不阻断肢体血流的情况下修复血管壁上的伤口，以避免后遗症和截肢的风险。如果血管被截断，必须快速建立侧支循环。传统的处理方法常常依赖缝合线，有时还会使用由骨头或可吸收金属（如银或金）制成的小型管状结构。这些管状结构被植入或套在受损的动脉上。然而，这些早期方法常常结果不稳定。卡雷尔成为第一个发明可靠血管缝合技术的人。这位法国外科医生在截断的血管上等距放置三根针，巧妙地将血管缝成三角形，而不是难以处理的圆形。之后，他使用极细的外科圆形针和丝线，轻松完成了血管边缘的缝合。为了防止血栓形成——血管手术中的一个主要挑战，卡雷尔在手术器械和丝线上涂了一层蜡。

值得一提的是，卡雷尔的父亲是一位丝绸生产商，因此，他从童年起就学习使用丝线进行刺绣，而且在这方面表现出色。对一个男孩来说，掌握这种技能颇为不同寻常。而正是这一技能，帮助他在 1902 年发表了关于替换和重建受损血管的首批科学论文，并随后成功开展了一系列震撼世界的移植实验。

卡雷尔开发的手术技术非常可靠和有效，因为它能有效防止手术后出血。更重要的是，他的技术能避免引起缝合处血管狭窄，这种狭窄通常会导致血管部分或完全堵塞。

在法国完成学业后，卡雷尔迁至加拿大，本打算投身畜牧业。但他还未来得及转行成为农场主，就被邀请至芝加哥大学生理学系。1904 至 1906 年，他在此完善了自己的外科技巧，并进行了首次器官移植手术，这些成就都得益于他研发的血管缝合技术和他精湛的手术技术。

在芝加哥及之后的纽约洛克菲勒研究所，卡雷尔不断改进他的手术方法，使其不仅适用于大血管，也适用于极细小的血管。他成功地用一段静脉替换了同样长度的动脉。他还使用来自其他血管的组织、巩膜片段、其他动物的血管，甚至是普通橡胶管修复了动物血管壁上的损伤。这些手术的成效，在数月甚至数年后依旧令人满意。

为了确保随时可以获得更换血管的材料，卡雷尔进行了保存血管的实验：他尝试将血管置于冰箱中，浸泡在生理盐水和洛克溶液里，甚至包裹在冰上的凡士林中。几个月后，这些组织仍保持完好。然而，若是通过煮沸或使用福尔马林等化学方法对血管进行消毒和保存，它们便不再适合用于移植。确定了移植组织最佳保存条件后，卡雷尔成功进行了一系列划时代的实验，包括将动物的甲状腺、脾脏、卵巢和肾脏部分移植到另一只动物体内，并保证这些器官在新体内发挥正常功能。在 14 次将肾脏切除、冲洗后重新植入的实验中，有 9 次动物在手术后存活了很长时间。有一只狗切除两个肾，移植了其他狗的一个肾脏，两年半后死亡，但检查结果显示，死因是与手术无关的肠道疾病，移植的肾脏功能正常。

尽管亚历克西斯·卡雷尔曾在美国和加拿大生活多年，但他从未成为这两个国家的公民。1941 年，由于第二次世界大战的爆发，卡雷尔被召回法国，并在法国军队的医疗部门中服役，利用他自己研发的血管缝合技术为战场上的伤员提供救治。

需要指出的是，亚历克西斯·卡雷尔的生平存在一些争议。在第二次世界大战期间，他没有公开反对与纳粹合作，这使得他在历史上的角色受到了复杂的评价。曾以他名字命名的一条街道也因此被改名，他的名字逐渐被遗忘。尽管如此，卡雷尔的医学成就仍具有深远的影响，他所开创的移植技术被现代移植医学广泛使用。

亚历克西斯·卡雷尔还开展了一项著名的实验，即在实验室条件下培养活体细胞组织，这与延长生命的研究直接相关。在这项实验中，卡雷尔和他的团队从鸡胚心脏的结缔组织中提取了一小块样本，并将其置于营养丰富的培养基中。他们发现，只要定期更换培养基，这些细胞就能持续生存并增殖。这种细胞培养技术引起了广泛的关注，因为这些结缔组织细胞持续生存了 24 年，甚至在卡雷尔去世后依然存活。

　　该实验显著挑战了海弗利克极限（详见章节"打破海弗利克极限的端粒"），这是正常非恶性细胞分裂的自然限制。海弗利克极限指出，大多数细胞只能进行有限次数的分裂，之后便会停止增殖，进入衰老阶段。然而，卡雷尔的实验初看似乎打破了这一理论，因为他报告的细胞培养持续了 24 年。不过，后续研究指出了这一实验的不准确之处。事实上，每次更换培养基时，鸡胚心脏结缔组织新的年轻细胞也被添加到培养基中，这使得细胞群体得以不断更新。这意味着并非同一群细胞持续存活了那么长时间，而是不断有新的细胞被引入。因此，这一发现最终再次证实了海弗利克极限的有效性。

心电图：揭示心脏的秘密

威廉·艾因特霍芬

在过去 100 年里，心电图（ECG）已成为常规的医疗检查，你可以在任何社区诊所进行这项检查。心电图既安全又提供丰富的信息，这一切都归功于荷兰生理学家威廉·艾因特霍芬（Willem Einthoven）。

早在 1880 年，科学家们便发现，当心脏收缩时，人体表皮会产生微弱的电流。这一发现促成了电生理学这一学科的诞生，它专注于研究生命过程中产生的电现象。七年后，生理学家们进一步发现，通过贴附在皮肤上的电极可以记录心脏收缩期间的电位变化。这些变化最初是通过一个反映电场变化的汞柱仪器记录下来的，但这种初步的心电图在现在看来非常粗糙和不完善。当艾因特霍芬在乌得勒支大学学习生理学时，他就已经展现出了多才多艺的一面。作为一个有天赋的运动员，他不仅领导了体操和击剑协会，还在乌得勒支创立了一个学生赛艇俱乐部。在一次体育活动中手腕受伤之后，他详细记录了恢复过程，并最终发表了一篇关于肘部和肩部关节功能的科研论文。此外，艾因特霍芬还曾热衷于眼科学，研究光的物理特性及其对眼肌的影响，并在开发当时最先进的量化生理过程的仪器方面积累了丰富的经验。

当威廉·艾因特霍芬开始研究心电图时，他投入大量时间进行数学计算，以从那些初期且不完善的设备中提取精确的数据。为了减少或完全避免这些烦琐的计算，他决定设计一种装置，以直接记录心脏活动产生的微小电位变化。六年后，这位年轻的科学家成功构建了弦式电流计，这种设备采用一根悬挂在磁场中的石英导线。导线非常细且轻，能灵敏地响应空气中的微小波动，并迅速反映电场的任何变化。当电流通过导线时，导线会根据电流的强度发生不同程度的偏移，这些偏移被摄像设备记录在连续移动的胶片上。

艾因特霍芬对这种装置的测量结果的可靠性深感满意，并在深入分析其物理特性之后，于1909年发表了该设备的详细描述。这种弦式电流计很快受到了科学界和医疗界的广泛关注和认可，不久，多家知名医疗设备制造商开始将这种装置供应给医院。

这种设备的早期应用揭示了一个关键发现：尽管每个人的心电图具有其独特性，但大体上，人们的心电图表现出相似性。这一点对于诊断和理解各种心血管疾病至关重要，因为这些疾病在心电图上往往会展现出特定的特征。

心电图记录了心脏的活动，包括几种特定的波形和振荡，这些波形分别被威廉·艾因特霍芬命名为P波、QRS复合波和T波，这些术语至今仍在使用。P波代表心房的电活动，而快速的高振幅QRS复合波和较慢的T波则反映了心室的电活动。艾因特霍芬还确定了体表放置电极的三个位置，这些位置称为导联：导联Ⅰ位于右手和左手之间，导联Ⅱ位于右手和左腿之间，导联Ⅲ位于左手和左腿之间。这三个导联形成了一个等边三角形。艾因特霍芬发现，导联Ⅰ和Ⅲ的电位总和等于导联Ⅱ的电位。他记录了许多健康人和心律失常患者的心电图，展示了心律失常与心音的关联。

威廉·艾因特霍芬发明的弦式电流计对心脏病研究产生了革命性的影响。这种设备使医生能够精确地记录心脏的电活动，并开始用它来进行心脏病的无创（即无须侵入体内）诊断和治疗效果监测。艾因特霍芬于 1903 年完成了这一发明。因这项发明及随后在心电图机制研究中的贡献，他于 1924 年被授予诺贝尔奖。

然而，心电图检查的简便性、普及性和无害性可能会带来一些问题。实际上，在没有明显心脏病症状的情况下，只有经验丰富的全科医生或心脏病专家才能正确解读心电图结果。否则，心电图中的一些正常现象可能会被误认为异常，从而引发一系列不必要的医疗检查。因此，循证医学的专家提醒我们：如果没有心脏疾病相关的症状或问题，不应该仅仅为了"以防万一"而进行心电图检查。

心脏导管术

维尔纳·福斯曼

安德烈·库尔南

迪金森·理查兹

心脏是我们身体中最不知疲倦的器官之一。心血管疾病直到近年来仍然位居全球死亡原因的前列，这充分显示了心脏在维持健康和延长寿命中的关键作用。近年来，由于人们对这些疾病的防治投入了巨大的努力，情况已有所改善。维尔纳·福斯曼（Werner Forssmann）、迪金森·理查兹（Dickinson Richards）和安德烈·库尔南（André Cournand）正是这场斗争的先驱。他们因"发明心脏导管术及在循环系统病理变化方面的发现"而于1956年荣获诺贝尔奖。

这一发现始于年轻的德国医生维尔纳·西奥多·奥托·福斯曼的一次大胆实验。在1929年之前，人们普遍认为将导管插入心脏可能会导致其停止工作，因此这方面的实验极为罕见，且多在尸体上进行。而福斯曼则努力试图证明这一方法的安全性。在柏林附近的埃伯斯瓦尔德外科诊所，维尔纳·福斯曼利用心脏导管术进行了一系列实验，旨在研究人类心脏在病态时的解剖和功能特征。福斯曼以自己作为实验对象，并说服诊所的一位同事协助进行实验。他让这位同事将一根长约 65 厘米、直径约 1 毫米的导管插入自己的肘部静脉，并尝试推进至心脏。然而，由于担心福斯曼的安全，这位同事中断了实验。尽管遇到挑战，福斯曼并未放弃他的研究。

一周后，维尔纳·福斯曼在一名护士的协助下再次尝试为自己插入心脏导管。经过局部麻醉，他在自己的手臂上做了一个小切口，暴露出静脉，然后插入导管并缓慢推进，直至导管顺利进入右心房。整个过程在 X 线的监控下进行，护士的任务是持一个镜子反射 X 线屏幕，让福斯曼能看到导管的位置。当他确认导管尖端已经触及心脏时，实验才告一段落。此后，福斯曼又进行了九次类似的导管操作。在其中两次实验中，他向血液中注入了造影剂，成功获取了心脏的详细 X 线图像，而这些图像后来也验证了他的一些科学发现。

维尔纳·福斯曼通过在自身进行的高风险实验，证实了通过肘部静脉插管直接测量右心室压力的可行性。这一发现对于理解循环系统的病理变化至关重要，因为这些变化在动物实验中难以模拟。同时，这一突破也为使用造影剂对右心和肺血管进行放射性成像检查开辟了新的途径。

1931 年 4 月，维尔纳·福斯曼在德国外科学会第 25 届会议上报告了他的研究成果。那么，此后他的职业生涯发生了哪些变化呢？他是否获得了当之无愧的掌声和认可？是否获得了继续研究的机会、额外的资金以及在埃伯斯瓦尔德诊所的重要职位？实际上，情况并非如此。德国医学界的权威当时并未充分认识到福斯曼发现的重要性。

一年后，德国胸外科的开创者之一费迪南德·绍尔布鲁赫（Ferdinand Sauerbruch）在柏林的夏里特医院聘请了这位年轻的科学家。然而，当一家报纸发表了一篇关于福斯曼在埃伯斯瓦尔德诊所实验的耸人听闻的报道后，福斯曼本人遭到了同行的激烈批评。绍尔布鲁赫甚至公开称他是一个骗子，并将他解雇。无论在德国还是在欧洲其他地方，维尔纳都未能得到医学界的支持与理解。这位科学家因此极度沮丧，并决定不再继续他的研究工作。

大约在同一时间的纽约，生理学家安德烈·库尔南和心脏病学家迪金森·理查兹正在研究各种病理状态下的血液循环参数。了解到福斯曼的实验之后，他们决定开发一个类似的方法，用于测量心腔内和肺血流的血压。1930年，他们启动了一系列实验，旨在改进福斯曼提出的心脏导管技术。到1936年，库尔南和理查兹已经在贝尔维尤（Bellevue）医院的心肺实验室开展了这项技术：他们成功地在狗和黑猩猩身上进行了这种操作。当时，科学家们面对的挑战主要有两个方面：首先，导管必须足够坚固，以便能够通过122厘米高的液柱准确传递脉搏压力；其次，导管还需要保持一定的柔韧性，确保其能安全地穿过心血管系统而不损害血管壁。最初制造的导管，其内径略大于1毫米，采用浸渍塑料处理的织物材料制成。导管内充满生理盐水，并且外端连接到用于测量血压的压力计上。

五年后的 1941 年，安德烈·库尔南、迪金森·理查兹及其团队完成了自福斯曼实验以来的首次人体心脏导管手术。他们发现，导管可以在血管中留置长达七小时而不引发血栓或其他并发症，从而证明了这一手术的相对安全性。这项技术不仅可以测量血液中的氧气和二氧化碳含量，还可以确定心输出量，即每个心室在一定时间内输出的血液量。此外，研究人员还能测量总血量以及右心房、右心室和肺动脉的血压。这些数据使医生能够计算肺血流速度。虽然他们对福斯曼的方法进行了几处小的改进，但整个故事的关键在于，一个在知名诊所工作的专业研究团队认可了这位德国科学家的发现。1941 年，库尔南、理查兹及其团队发布了关于人体心脏导管术的详细报告，从而推动了该技术在临床医学界的广泛应用。到 20 世纪 40 年代末，心脏导管术已在美国多个学术医疗中心得到应用。

在第二次世界大战期间，心脏导管术帮助解决了二次创伤休克这一严重问题。二次创伤休克是指伤员在严重创伤几小时后突然出现血液循环不畅的情况。库尔南、理查兹和他们的同事发现，这种情况的主要原因是心脏回流血量减少，导致每分钟心输出量显著下降。这可能是由于失血过多或血管壁平滑肌收缩不足引起的。这一发现帮助完善了创伤性休克的治疗方法：通过使用心导管，他们发现应该使用全血输注来治疗创伤性休克，而不是此前认为的血浆输注。这一突破性的发现挽救了许多生命。

和平时期，人们开始关注心脏和肺部的慢性疾病。呼吸与血液循环是紧密相连的系统。血流量的减少可能导致呼吸加快，而呼吸系统的病理变化也会影响到心脏。例如，在某些慢性肺病中，会观察到右心室肥大的现象。库尔南进一步推动了心脏导管术的应用。为了进行肺部研究，他将导管从右心房经过心室引入肺动脉，由此，他首次直接测量了肺动脉压力，并得出结论：血液中氧含量与肺动脉血压之间相关联。由此可见，某些慢性肺部疾病（如肺气肿）会导致体内缺氧，并引起小循环（肺循环）血压升高。在研究了几种可能的机制之后，科学家们发现，肺循环中的小动脉直接响应血液中的氧含量。当氧含量较低时，这些小动脉的血管壁平滑肌会收缩，从而导致血压上升。

如今，心脏导管术已广泛应用于多种关键医疗程序，包括血管造影、心内膜活检、血管内超声检查、心输出量测定以及心肌代谢评估，并用于研究血管分流效果。这项技术的开发虽然要求研究人员付出巨大努力，但其带来的益处同样显著。现在，全球的医生们都可以利用这一可靠的诊断和治疗工具，并已经通过它挽救了数百万患者的生命。

如何抑制器官移植中的免疫反应？

约瑟夫·默里

爱德华·托马斯

21 世纪的医学已能处理大量人体"替代部件"。尽管大脑的替换由于其特殊性尚未可行，但如今全球已能大规模移植心脏、肾脏、肝脏、胰腺、肺、子宫和骨髓等。在一些欧洲国家，70 岁以上老人的膝关节置换手术已经变得非常普遍，甚至被纳入了强制医疗保险的保障范围。在不久的未来，人们还将看到仿生手臂、眼睛及其他器官的应用。然而，情况并非一直如此，历史上，曾有无数患有器官功能衰竭的患者因为移植尝试失败而死亡。

20 世纪初，医生们为了拯救肾病患者，多次尝试将猪、绵羊和山羊的肾脏移植给人类，但都未能成功。到了 1902 年，医生们尝试进行人对人的肾脏移植手术，但也以失败告终。随着研究的深入，人们很快发现，人体器官或组织的移植只有在捐赠者经过严格挑选后才有可能成功。1912 年，法国外科医生亚历克西斯·卡雷尔因在同一人体内进行血管和器官移植的研究成果而获得诺贝尔奖（见章节"器官与血管移植"）。卡雷尔认为，存在一种生物力量阻碍了从一个人到另一个人的器官和组织移植，因此他对这种治疗性移植的前景持悲观态度。50 年后，英国生物学家彼得·梅达瓦（Peter Medawar）揭示了这种生物力量与免疫防御系统的关联，并因此在 1960 年荣获诺贝尔奖，从而进一步证实了卡雷尔的理论。

经过 30 年的研究，科学家们终于揭示了阻碍器官移植的机制，并开发出了克服免疫障碍的技术。这一突破使得器官移植成为一种常规的治疗方法，而在以前，这些疾病和病症通常意味着患者将面临痛苦的死亡。1990 年，美国的移植学家约瑟夫·默里（Joseph Murray）和爱德华·托马斯（Edward Thomas）因在细胞和器官移植治疗疾病方面的开创性发现而荣获诺贝尔奖。

在当今世界，器官移植已成为一种标准的外科手术方式。无论是来自活体还是已故捐赠者的器官，在移植前都会经过精细的处理，以去除其中的免疫活性细胞。在手术过程中，医生会将器官置入接受者体内，并仔细连接所有重要的血管和神经。手术之后，治疗分为两个关键阶段：首先是采取措施防止免疫系统的排斥反应，接着是确保器官在新环境中正常运作。

约瑟夫·默里医生是第一位成功完成人对人肾脏移植的医生。在这一突破性成就之前，他已经在狗之间成功实施了肾脏移植手术，并证明了这种方法的可行性。随后，他展示了即使在基因不同的人之间，肾脏移植也是可能成功的。默里医生率先使用了已故人体器官进行移植，挽救了无数肾病终末期患者的生命。他的这些成就，核心在于改善了免疫抑制技术，有效地抑制了人

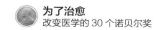

体对移植器官的免疫反应。如今，全球每年约有 2 万例肝脏移植手术，这些器官的存活率约为 80%，并且这一数字仍在持续上升，成千上万的患者因此得以享有更高质量的生活（图 18）。

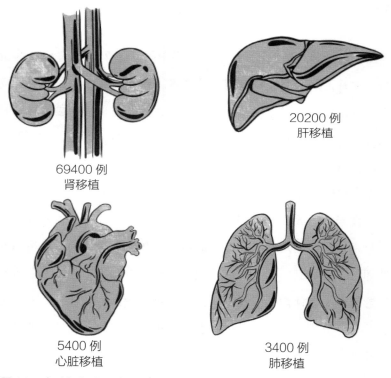

20200 例
肝移植

69400 例
肾移植

5400 例
心脏移植

3400 例
肺移植

图 18　全球每年进行约 100800 例整体器官移植手术，涉及肾脏、肝脏、心脏、肺和胰腺（这一数据基于自 2008 年以来的相关数据分析得出）。资料来源：https//www.who.int/transplantation/gkt/statistics/ru/

实现这一成果的过程漫长而充满挑战。在 20 世纪 50 至 60 年代，科学家们做出了多项基础性的发现。法国免疫学家让·多塞（Jean Dausset）发现了人类白细胞抗原（HLA）系统，这是存在于移植器官细胞表面的一种分子。接受者的免疫系统会将移植器官识别为外来物质，并引发免疫反应。这种反应可能导致人体排斥移植器官，有时甚至可能导致死亡，这一现象被称为"移植物抗宿主反应"。为了使器官和细胞移植成功，科学家们必须开发出有效抑制这种免疫反应的方法。

1954 年 12 月，约瑟夫·默里医生成功完成了首例肾脏移植手术，患者是同卵双胞胎理查德·赫里克和罗纳德·赫里克。在手术前，默里医生请求警方登记了赫里克兄弟的指纹。此举无意间让获得警方记录访问权的记者发现了这场即将进行的手术，并迅速将其作为重大新闻进行报道。理查德·赫里克对于自己的病情被媒体曝光表示平静，并未对媒体的关注表示不满，更何况手术极为成功，新肾脏功能也一切正常。手术后，理查德与照顾他的护士结婚，育有两个孩子，并享受了八年的幸福生活，最终因心脏病发作去世。

默里医生随后还在其他同卵双胞胎间成功实施了多次器官移植。但存在一个显著的问题，那就是大多数严重肾损伤的患者并没有双胞胎兄弟姐妹。因此，医生们必须设计出能够抑制"移植物抗宿主反应"的机制，并寻找合适的供体。为了防止器官被排斥，默里甚至尝试了全身照射的方法。

大约在同一时期，美国药理学家乔治·希钦斯（George Hitchings）和生物化学家格特鲁德·埃利昂（Gertrude Elion）发现了第一种抗排斥反应的细胞毒性药物——硫唑嘌呤。这种药物的发现使得第一例非同卵双胞胎之间的肾移植手术以及第一例利

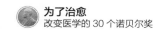
用已故者肾脏的移植得以成功。在这些手术中，选择与患者移植抗原相匹配的供体展现了最佳的治疗效果。

唐纳尔·托马斯（Donnall Thomas）通过使用细胞毒性药物甲氨蝶呤显著减少了移植物抗宿主反应。他迅速确定了理想供体的条件：供体不必是双胞胎，通常是与患者有相似移植抗原的近亲。这些供体提供的移植物，可以治疗白血病（俗称血癌）、遗传性骨髓疾病、重症血液疾病、再生障碍性贫血和地中海贫血等疾病。这一发现为骨髓细胞移植提供了方法。骨髓移植不需手术干预，已让超过一万名患者恢复健康或享受无痛的生活。通常从捐献者的髂骨顶端处取出细胞，而受者的免疫反应通过全身照射或使用细胞毒性药物进行抑制。这些细胞经类似输血的程序注入受者体内，干细胞在受者骨髓内重建，并开始产生新的血细胞。免疫抑制治疗可持续数月，以减少或预防移植物抗宿主反应。随着供体的免疫活性细胞逐渐形成耐受，治疗会停止。如今，全球每年进行的数千例骨髓移植，挽救了数万名患有白血病和其他严重疾病的患者的生命。

近年来，自体骨髓移植技术在全球范围内得到了广泛应用。这种方法包括从患者体内提取骨髓细胞，再在一段时间后将这些细胞重新输回其体内。这主要是因为某些癌症治疗需使用极高剂量的电离辐射或细胞毒性药物，可能对患者的骨髓造成致命伤害。通过在治疗前提取患者自身的骨髓细胞，并在治疗完成后将这些细胞重新输回，可以有效地挽救患者的生命。

核物理在医学领域中的应用

保罗·劳特伯
彼得·曼斯菲尔德

我们都知道，人体大约有三分之二是水。然而，很少有人知道磁共振成像（MRI）技术正是基于这一点开发出来的。实际上，不同组织或器官中水的含量不同，在许多疾病过程中，特定部位的水量会发生显著变化——正是这些变化被 MRI 捕捉到。

水分子含有两个氢原子和一个氧原子。在一定条件下，氢原子核可以像微型指南针一样运作。当含水物质置于强磁场中，氢原子核就会像接受到"立正"命令一样排列有序。受到无线电波脉冲的影响，氢原子核的能量水平会改变，跃迁到另一能级，之后在返回原先能级的过程中会发出共振波。这些由氢原子核发出的微小波动可以被轻松检测并记录。通过精确的计算机处理，我们可以构建出研究对象的三维图像，详细显示组织的结构和不同区域的水含量，从而准确描绘出特定器官的状态。由于最终信号是数字化的，因此检查结果也易于记录和分析。

自 20 世纪中期开始，科学家们就已经认识到核磁共振可以用于科学研究，但直至 70 年代，该技术才真正开始在医学领域得到有效应用。美国科学家保罗·劳特伯（Paul Lauterbur）发现，通过对磁场在特定方向上进行增强或减弱，能够创建出其他方法无法呈现的二维结构图像。英国科学家彼得·曼斯菲尔德（Peter Mansfield）则利用磁场在不同方向的变化，精确区分了由原子核释放的共振波的细微差别。他展示了如何迅速有效地分析这些信号并将其转换为图像，这一步骤对技术的实际应用至关重要。因此，这两位科学家因在磁共振成像技术上的贡献而共同获得了 2003 年诺贝尔奖。

随着磁共振成像技术的发展和改进，它很快被应用到临床实践中。自 20 世纪 80 年代初期起，医生们已经开始使用第一代商用设备，到 21 世纪初，全球医疗机构已配备了数万台这类设备，每年进行的检查次数达到数百万次。

磁共振成像的最大优点是其安全性。不同于计算机断层扫描（CT）或传统 X 光，磁共振成像不依赖可能对人体有害的电离辐射。尽管如此，磁共振成像技术的应用仍受一些限制。例如，由于磁共振成像设备产生强磁场，装有心脏起搏器、含金属的固定假体或有文身的人士不宜接受此类检查。一些文身所用的墨水中含有金属成分，强磁场可能导致文身区域产生灼伤或墨迹移位。此外，使用这项技术时还需特别小心：由于设备核心是一个非常强大的磁铁，磁共振成像设备所在的房间内不能有任何松散的金属物品，所有金属必须牢固固定。

磁共振成像技术目前已广泛用于对各种器官的研究。这项技术尤其适用于详细展示大脑和脊髓的图像，因为几乎所有的大脑疾病都会引起特定区域的水含量变化。即便是极小的含水量变化，例如 1% 的差异，也可能揭示出病理变化，而磁共振成像技术在捕捉这些细微差别方面表现卓越。

　　磁共振成像在诊断多发性硬化症及其进程监测方面显示出了极大的优势。这种疾病以大脑和脊髓的局部炎症为特点，磁共振成像能清晰显示炎症的具体位置和程度。

　　在手术前的诊断中，磁共振成像也扮演着重要角色。它可以提供精确的三维图像，帮助医生确定病变的确切位置和手术需要涉及的范围，为手术提供重要参考。在一些脑部微创手术中，外科医生主要依靠磁共振图像来指导手术操作。磁共振成像所提供的高分辨率图像非常详细，这使得医生能够精确地将电极植入大脑中心区域，从而有效治疗帕金森病引起的剧痛或运动功能障碍。

　　此外，磁共振成像对于癌症的诊断、治疗及后续跟踪同样至关重要。它能精确勾画出肿瘤的边界，这对于需要精准规划的手术或放射治疗极为有助。在手术前了解肿瘤是否已经向邻近组织转移至关重要，磁共振成像能更准确地区分正常组织与肿瘤组织，极大提高了手术的成功率。此外，这项技术也被用于详细确定癌症的分期，帮助医生制定更为个性化的治疗方案。

　　在过去，医生们常用侵入性方法进行患者检查，包括注射和手术等手段。这些方法有时会引起严重的并发症。现在，磁共振成像常用于替代这些侵入性方法，有效减轻了患者的不适和痛苦（图 19）。例如，过去检查胰腺和胆管时需要使用内窥镜进行造

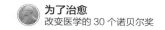

影剂注射来观察，现在这些信息则可以通过磁共振成像获得；过去关节镜检查中，会将光学设备直接插入关节内部，因此存在感染风险，而现在磁共振成像则可以安全地替代这一程序。

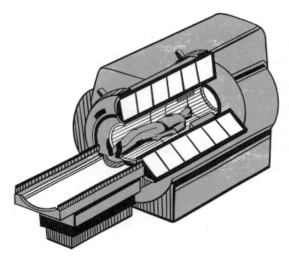

图 19　磁共振成像仪

磁共振成像技术的发明堪称科学界的里程碑，它是专门为了满足患者的医疗需求而开发的。这一技术的成功源自多位卓越的物理学家、化学家、程序员、生物学家以及医生的跨学科合作。他们共同研发出了这种既简便、安全又高效的诊断方法，至今已帮助了数以百万计的患者。

顺便一提

这项技术能够获得诺贝尔奖，也得益于过去一个世纪以来多个相关的科学发现。早在劳特伯和曼斯菲尔德的研究之前，第一个与之相关的诺贝尔奖在 1902 年授予了物理学家亨德里克·洛伦兹（Hendrik Lorentz）和彼得·泽曼（Pieter Zeeman），以表彰他们在研究磁场对辐射影响方面的工作。此后，物理学和化学领域还有其他许多重要的奖项被颁发，比如 1991 年，理查德·恩斯特（Richard Ernst）因其在高分辨率核磁共振光谱学方法发展方面的贡献被授予诺贝尔奖。

试管婴儿：完美受孕，战胜不孕不育

罗伯特·爱德华兹

　　全球有超过 10% 的夫妇无法通过自然方式怀孕。对他们来说，不孕不育是巨大的痛苦。长时间以来，生殖医学无法为这些夫妇提供帮助。然而，现代科技已使得那些因为男女生殖细胞，即精子和卵子，不能在女性体内自然结合而导致的不孕症有了解决方案，那就是试管婴儿技术。

　　英国科学家罗伯特·爱德华兹（Robert Edwards）从 20 世纪 50 年代开始研究受精的生物学基础。他的努力在 1978 年 7 月 25 日取得成效，世界上第一个试管婴儿在这一天出生。虽然起初存在一些担忧，但人们很快意识到试管婴儿技术主要是为不孕夫妇带来希望的。此外，研究显示，试管婴儿与传统方式所孕育的婴儿在生理和健康上并无差异。2010 年，为了表彰他在试管婴儿技术方面的贡献，爱德华兹被授予诺贝尔生理学或医学奖。

　　爱德华兹的基础研究以及这些研究方法的应用开创了医学领域的新方向。现在，全球通过试管婴儿技术诞生的孩子已超过 400 万，显著证明了这项技术的巨大价值。

生殖医学的新纪元要从罗伯特·爱德华兹对兔子的开创性实验开始。这个实验显示，将受精后的胚胎植入雌兔子宫中，可以使其顺利怀孕并产下健康的后代。虽然，爱德华兹对这一方法是否适用于人类卵子持有疑问，因为人类卵子的生命周期与兔子存在显著不同，但他和他的团队深入研究了人类卵母细胞的成熟过程、调控这一过程的激素以及卵子受精的最佳时机，同时也确定了男性生殖细胞的最佳生存条件。

1969年爱德华兹取得了首次重大突破，他提取了一位女性志愿者的卵子，并成功完成体外受精。然而研究初期，他们面临一个问题，受精卵仅分裂一次就停止生长并最终死亡。爱德华兹推测，卵子必须在卵巢中成熟到特定阶段后取出，体外受精才是可行的。因此，他开始与帕特里克·斯特普托（Patrick Steptoe）合作，斯特普托是腹腔镜技术的先驱。斯特普托的技术使得医生能通过光学设备直接观察卵巢并取出成熟卵子。科学家们将这些卵子放入培养基中培养，并加入精子细胞。在培养基中，受精卵以与体内相同的方式分裂，形成了一个由八细胞组成的胚胎。接着，这些胚胎被植入子宫中继续发育。爱德华兹和斯特普托通过监测母体的激素水平精确地确定了最佳受精时机，显著提高了受精成功率。

在1977年，莱斯利和约翰·布朗夫妇在因输卵管阻塞问题经历了九年的不孕不育困扰后，来到了诊所接受试管婴儿技术治疗。当夫妇二人的受精卵在体外发育成一个八细胞的胚胎后，医生将其植入了布朗夫人的子宫。九个月后，布朗夫妇的女儿露易

丝·布朗通过剖腹产方式健康诞生。她的出生日期，1978 年 7 月
25 日，是医学历史上的一个重要里程碑。这一成功极大地鼓舞了
爱德华兹和斯特普托，他们在剑桥建立了世界首个试管婴儿技术
治疗中心，斯特普托担任该中心主任直至 1988 年去世，而爱德
华兹一直担任该中心的科学总监直到退休。该中心长久以来一直
致力于优化和完善试管婴儿技术，并成为全球妇科医生和细胞生
物学家的培训基地。截至 1986 年，该中心帮助诞生的试管婴儿
数量达 1000 名，约占当时全球通过试管婴儿技术出生儿童的一
半。同年，俄罗斯也诞生了第一个试管婴儿。

试管婴儿技术已经成为全球公认的不孕不育治疗方法。从其
发明至今，这项技术经历了诸多重要的改进。例如，通过显微注
射技术，可以实现将特定的精子直接注入卵子中，这对于精子数
量少或活力不足的情况非常有效。此外，获取适合体外受精的成
熟卵子的方法也已由过去的侵入性腹腔镜检查，转变为非侵入性
的超声波检测，并会通过细针吸引技术提取卵子。

试管婴儿技术已被证明是一种安全且有效的方法。随后进
行的长期研究显示，试管婴儿的健康状况与自然受孕的婴儿无
异。尽管如此，并非每次体外受精都能成功妊娠，其成功率在
20%~30%。试管婴儿技术的并发症较为罕见，通常与多胎妊娠引
起的早产或高龄初产妇有关。为减少风险，医生通常建议一次最
多植入两个胚胎，并对接受治疗的女性年龄有所限制。在俄罗斯
等地，除预防性别相关遗传疾病，如血友病等情况外，法律还限
制选择胚胎的性别。

　　截至 2010 年，全球已有约 400 万名试管婴儿出生，其中包括路易丝·布朗。她和其他许多试管婴儿一样，现已成家立业。这些事实不仅验证了试管婴儿技术的安全性，还凸显了它在帮助无数家庭实现生育梦想方面的重大意义。罗伯特·爱德华兹的创新发现至今持续为世界各地的家庭带来希望与快乐，改变了无数人的生活。

第五章

药理学的发展：从血清到青霉素

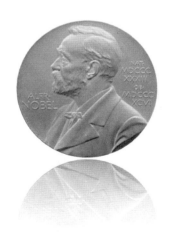

白喉血清

埃米尔·冯·贝林

本章节是出于对历史上的一位伟大科学家的深切敬意而撰写的。我们旨在缅怀首位获得诺贝尔生理学或医学奖的杰出人物——埃米尔·冯·贝林（Emil von Behring）。他因在血清疗法上的突破性贡献，特别是在白喉治疗领域的卓越成就，于1901年获此殊荣。贝林的研究不仅拯救了无数儿童于传染病的威胁，同时每年这类疾病仍旧夺走成千上万人的生命，显示出其成果的持续影响力。此外，本书的一位作者的博士论文也深受他的研究启发，同样聚焦于血液学领域。贝林的工作不只为医学界开辟了新的视野，更为医生们提供了强大的工具，以更有效地对抗疾病和死亡。

在担任军医和外科医生期间，贝林积极投入科学研究，特别是探索了在战斗条件下使用消毒剂治疗传染病的方法。在1889年退役之前，他曾在柏林的军事医学院工作，在防腐领域积累了丰富的经验。他的这些研究成果为他在第一次世界大战期间研制破伤风疫苗奠定了基础。这种疫苗在战争中挽救了无数德国士兵

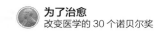
的生命，因此贝林荣获了德国政府颁发的铁十字勋章，以表彰他的杰出贡献。

冯·贝林的革命性发现源于他对引发白喉和破伤风的细菌的深入研究，这些疾病是由微生物释放的毒素引起的。事实上，早在冯·贝林之前，他的同胞、著名细菌学家弗里德里希·洛夫勒（Friedrich Loeffler）就已经成功地发现了导致白喉的白喉杆菌，然而，洛夫勒的研究止步于此。因此在 19 世纪，医学界对抗这种疾病的手段十分有限，导致每两个感染白喉的儿童中就有一个不幸去世，药物对这种疾病无能为力。

1889 年，埃米尔·冯·贝林加入了细菌学先驱罗伯特·科赫的研究小组，共同研究白喉和破伤风的治疗方法。然而，这两位杰出的科学家和未来的诺贝尔奖获得者之间的关系并不总是和谐。有一天，冯·贝林与科赫发生了争执，很快演变成了激烈的争吵。冯·贝林认为，患有肺结核的病畜的肉是危险的，因为导致动物和人类患上这种疾病的细菌是相同的。科赫虽然发现了肺结核的致病菌——科赫杆菌，但他对冯·贝林越界的行为感到不快，并因此否认了一些显而易见的事实。最终，事实证明冯·贝林的观点是正确的。

1890 年，冯·贝林在埃米尔·鲁（Emile Roux）和伊利亚·梅契尼科夫的思想基础上继续深入研究，这两位科学家与他有着深厚的友谊。冯·贝林与北里柴三郎合作，发现向实验动物注射少量减毒的破伤风或白喉细菌后，动物血清中会产生中和毒素的化学物质。冯·贝林将这些化学物质称为"抗毒素"。随后，冯·贝林与埃里希·韦尼克（Erich Wernicke）一起，开始研究感染白喉毒株的动物对含有抗毒素的血清的反应。研究结果显示，注射这种免疫血清后，豚鼠的所有疾病症状都完全消失了。这些在动物身上获得的数据在人类试验中也得到了完全证实。事实证明，白喉或破伤风患者的血液中会形成抗毒素，这些抗毒素不仅能够帮助患者自身抵抗疾病，还能通过输血使他人获得免疫力。同年，根据冯·贝林的发现，开发出了一种使用抗毒素血清进行治疗的方法。

1891 年，柏林的一些患白喉的儿童首次接受了冯·贝林研发的新型血清注射，许多危在旦夕的患者因此得救。这一方法在原理上被成功开发出来后，接下来的任务就是在工业规模上生产高质量的"抗毒素"。为了实现这一目标，另一位未来的诺贝尔奖获得者保罗·埃利希协助冯·贝林完成了这项任务（关于他与伊利亚·梅契尼科夫的诺贝尔发现，详见章节"免疫的发现"）。由于在免疫学方面的突破，埃利希改进了贝林的抗白喉血清，成功计算出正确的抗毒素剂量，并获得了高度浓缩、纯化和临床上可靠的血清。1894 年，改进后的血清在 220 名患病儿童身上进行了成功的试验。此后，血清疗法迅速推广，每年挽救了成千上万名受感染儿童的生命。

冯·贝林发现了血液中的抗体，开创了一种全新的治疗策略——通过人工方法产生免疫力，也就是免疫接种，这一方法可以治愈许多危及生命的疾病。冯·贝林被誉为血清疗法的创始人，同时也是免疫疗法和疫苗预防疗法的先驱。随着科学的发

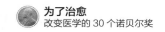
展，抗毒素被称为抗体，科学家们开始寻找新的方法来获得对病原体的免疫力。

　　冯·贝林的一生充满了与名人的交集，不仅在职业生涯中，在个人生活中也是如此。1897 年，他与柏林夏里特医院院长的女儿艾尔莎·斯皮诺拉（Else Spinola）在卡普里度过了蜜月。冯·贝林在卡普里买了一栋别墅，并将其命名为"斯皮诺拉"（现在称为"贝林"）。1909 至 1911 年，著名作家马克西姆·高尔基曾住在这座别墅里。冯·贝林奠定的疫苗预防法帮助人们解决了许多个世纪以来导致大量死亡，尤其是儿童死亡的主要疾病。1978 年，天花这一每年造成 500 万人死亡的疾病被彻底根除。2002 年，世界卫生组织宣布欧洲无脊髓灰质炎。不久后，小儿麻痹症也将在全球范围内消失。然而，随着免疫预防的成功，一些人逐渐失去了应有的谨慎。在 20 世纪，父母们经常面临亲朋好友或自己的孩子死于传染病的现实，而现代的父母不再被这种恐惧所困扰，因此他们中的一些人受到"反疫苗接种者"毫无依据的言论影响，拒绝接种疫苗。这导致了一些曾被医学战胜的疾病再次暴发。例如，根据全球初步数据，2019 年前三个月的麻疹病例报告数比 2018 年同期增加了 300%[①]。

①　基于世界卫生组织（日内瓦）提供的截至 2019 年 4 月的月度数据初步统计。数据来源：https://www.who.int/immunisation/newsroom/measles-data-2019/en/。

胰岛素：让糖尿病患者重获长久幸福的生活

弗雷德里克·班廷
约翰·麦克劳德

在人类历史上，显著改变人们生活的药物虽然种类不多，但它们的意义十分重大。细数这些具有深远影响的药物：首先是乙酰水杨酸，也就是阿司匹林，这是德国一大支柱；其次是抗生素，它们阻止了大规模传染病的流行（详见章节"青霉素：拯救生命的奇迹霉菌"）；再就是胰岛素。关于胰岛素，让我们以一个故事作为开始。

20世纪20年代初，美国北达科他州奥伯伦镇的十岁女孩热纳瓦·斯蒂克尔伯格突然病倒。她开始大量饮水，频繁上厕所，体重迅速下降。尽管医生们以前也见过这种病，但他们并不知道如何治疗。随着热纳瓦的病情不断恶化，她的母亲无法接受失去女儿的现实，执着地寻找能够拯救热纳瓦的科学家。与此同时，加拿大医生弗雷德里克·班廷（Frederick Banting）和他的助理医科学生查尔斯·贝斯特（Charles Best）成功研发了一种神奇的药物，这一消息迅速传遍全世界。两位加拿大科学家开始收到成千

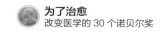
上万封信件，请求他们拯救患有类似疾病的儿童。

1922 年夏天，热纳瓦的母亲听说了这种神奇的治疗方法。她立即联系了班廷，班廷让她带着女儿去他的诊所。在前往诊所的火车上，热纳瓦病情恶化，陷入昏迷。火车到达时，司机已经叫了救护车。班廷得知热纳瓦的病情危急，亲自到火车站迎接她，并立即为她注射了胰岛素。这位命运多舛的女孩很快恢复了知觉，健康状况逐渐好转。热纳瓦最终活到了 72 岁，从第一次注射开始，她连续 61 年接受这种神奇药物的治疗。

大家可能猜到，热纳瓦患有糖尿病。正是由于胰岛素的发现和应用，她才能过上充实而正常的生活。糖尿病的生理机制非常复杂：为了让身体细胞从血液中吸收糖分并获取能量，细胞需要胰岛素，这是一种由胰腺中特殊细胞分泌的激素。糖尿病患者要么无法分泌胰岛素，要么分泌不足。因此，尽管体内有足够的糖分，细胞却无法利用，糖分最终通过尿液排出体外，导致细胞"挨饿"。

在过去，在我们学会通过化验检测尿糖之前，诊断糖尿病的方法要简单得多。人们曾经利用苍蝇帮助诊断男性糖尿病。当男人上厕所时，如果他的裤子底部沾上了甜的尿液，苍蝇就会被吸引过去。

早在公元前 3000 年，人们就已经知道了"糖病"的存在。这一诊断对患者来说就是判了死刑。直到 19 世纪末，科学家们才开始对胰腺进行研究，迈出了了解糖尿病病因的第一步。在此之前，关于内分泌腺的科学，即内分泌学，已经逐渐发展起来。1869 年，德国解剖学家和组织学家保罗·朗格汉斯（Paul Langerhans）在胰腺中发现了一些特殊的细胞群，这些细胞群后来被称为"朗格汉斯岛"（islets of Langerhans，即胰岛），以示对他的敬意。几年后，科学家们从这些小细胞中分离出了胰岛素。然而，在这一重大发现之前，科学家们进行了大量的研究和实验。

1889 年，德国临床医生和生理学家奥斯卡·闵可夫斯基（Oskar Minkowski）和约瑟夫·冯·梅林（Josef von Mering）通过动物实验证明，切除胰腺会导致糖尿病的发生。然而，如果给同样的动物注射胰腺提取物，糖尿病症状就会消失。因此，可以确定胰腺以某种方式控制着血液中的糖分水平，但具体的控制机制还有待进一步研究。

1900 年，俄罗斯病理学家列昂尼德·瓦西里耶维奇·索博列夫（Leonid Vasilyevich Sobolev）研究了朗格汉斯岛的结构和功能，通过实验证明，正是胰腺的这些部分会进行特定的内分泌活动，并调节血糖水平。

20 世纪初，多个国家的科学家和医生们几乎同时接近发现胰岛素。就在加拿大发现胰岛素大约六个月之前，罗马尼亚生理学教授尼古拉·保列斯库（Nicolae Paulescu）已经在实验室中成功分离出了这种激素。然而，由于战后欧洲的语言障碍，保列斯库的发现传播较慢，加拿大科学家的研究更早为世界是所知。因此，弗雷德里克·班廷和查尔斯·贝斯特被普遍认为是胰岛素的发现者。

1921 年夏天，两位年轻的加拿大科学家——外科医生弗雷德里克·班廷和他的助手查尔斯·贝斯特——在多伦多大学约翰·麦克劳德教授（John Macleod）的实验室中，先后从狗和小牛的胰腺提取物中分离出一种物质，并将其命名为 "isletin"。后来，麦克劳德提议将这种物质重新命名为 "胰岛素"（insulin，源自拉丁文 insula，意为 "岛"）。这就是人们期盼已久的治疗糖尿病的神奇药物，使糖尿病患者获得了生存的希望。

14 岁的伦纳德·汤普森（Leonard Thompson）是多伦多诊所第一位接受胰岛素注射的患者。不幸的是，由于药物纯度不够，他出现了严重的过敏反应。尽管他的血糖浓度有所下降，但注射被迫停止。在接下来的 12 天，生化学家詹姆斯·科利普（James Collip）成功改进了胰岛素的提取方法。1922 年 1 月 23 日，改进后的胰岛素再次被注射到伦纳德体内。这次注射取得了巨大的成功，病情停止恶化，也没有出现任何不良反应。奄奄一息的伦纳德奇迹般地康复了。

第二位患者是班廷的好友，一位名叫乔·吉尔·克里斯塔的医生。他的治愈最终证实了这种治疗方法的有效性，这一突破为拯救成千上万人的生命带来了希望。由于这一重大发现，弗雷德里克·班廷和麦克劳德教授于 1923 年荣获诺贝尔生理学或医学奖。班廷深知他的助手查尔斯·贝斯特的功绩，将自己一半的奖金分给了他，从此他们的名字一起载入了医学史册。

同年，即 1923 年，班廷遇到了礼来制药公司的创始人伊莱·莉莉（Eli Lily）上校。礼来公司立即开始研发大规模生产胰岛素的技术，生产设备迅速建立起来。到 1923 年春天，礼来公司已经开始大批量生产这种救命药物，挽救了无数糖尿病患者的生命。

1923 年 10 月 15 日，首批动物胰岛素制剂因苏林（Iletin）正式上市。到 1923 年底，礼来公司已生产了近 6000 万单位的胰岛素，这标志着糖尿病治疗进入了胰岛素时代。这种曾经致命的疾病不再是绝症。通过使用胰岛素并监测血糖水平，糖尿病患者可以过上几乎与健康人无异的生活。

1948 年，美国内分泌学家埃利奥特·普罗克特·乔斯林（Elliott Proctor Joslin）设立了一枚奖章，用于表彰那些与糖尿病抗争 25 年的患者。然而，到 1970 年，随着胰岛素的广泛应用，糖尿病患者的长寿已变得普遍，因此该奖项停止颁发。取而代之的是一枚新的奖章，专门颁发给那些与糖尿病顽强抗争超过 50 年的患者。这枚新奖章的正面刻有人物手持火炬，并铭刻着"人类与医学的胜利"（Triumph for Man and Medicine），背面则刻有"勇敢面对糖尿病的 50 年"（For 50 Courageous Years with Diabetes）（图 20）。

1960 年，人胰岛素的化学结构首次被解析。到了 1976 年，科学家们利用基因工程技术，成功实现了人胰岛素的完全合成。如今，糖尿病患者所接受的治疗中，仅使用人胰岛素及其合成类似物，动物来源的胰岛素已不再使用。

胰岛素的化学结构（图 21）解释了为什么胰岛素只能通过注射来使用。事实上，胰岛素是一种蛋白质，在胃肠道中会被消

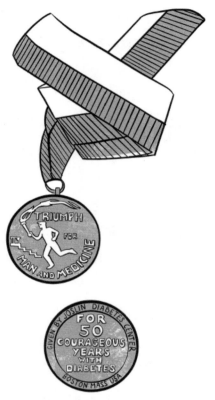

图 20　糖尿病长寿奖章

化，无法进入血液中发挥作用。1 型糖尿病患者的自身免疫系统
攻击并破坏了分泌胰岛素的细胞，必须依赖外源性胰岛素。而对
于胰岛素分泌不足的 2 型糖尿病患者，他们也需要补充胰岛素来
控制血糖。随着注射笔和血糖试纸的问世，糖尿病患者的生活质
量得到了显著提高。但他们仍需计算碳水化合物摄入量、监测血
糖水平、进行计算并注射胰岛素。尽管这些工具极大地便利了糖
尿病患者的日常管理，但过程仍然烦琐。如今，科学技术已经接

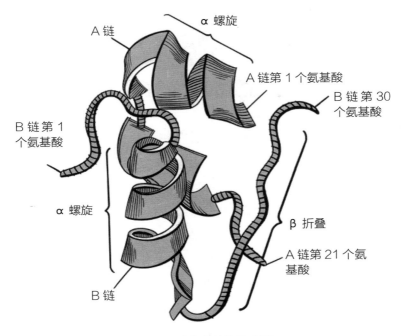

图 21　胰岛素结构示意图

近实现这一过程的自动化。例如，现在已经有了一种类似于带有微型针头的贴片装置：它可以贴在皮肤上，自动完成监测血糖和注射胰岛素的所有程序，模拟胰腺中胰岛的功能。这种装置不仅简化了糖尿病管理，还提高了患者的生活质量，使他们能够更加轻松地控制病情。

预防贫血的饮食

乔治·惠普尔
乔治·迈诺特
威廉·墨菲

在今天，贫血并不被认为是一种致命的严重疾病。如果通过验血结果确诊为贫血，医生通常会建议患者食用特定的食物，或者开一些药店里常见的药物，问题就可以迎刃而解。然而，在20世纪，每年有成千上万的人死于恶性贫血，因为当时没有人知道这种疾病的病因和治疗方法。

这种情况在三位美国研究人员的发现后发生了显著的变化，他们是哈佛大学的乔治·迈诺特教授（George Minot）和威廉·墨菲博士（William Murphy），以及纽约大学的乔治·惠普尔教授（George Whipple）。在医学上，贫血是通过血液检测确定的一种病症，主要表现为单位体积血液中红细胞数量减少和血红蛋白浓度降低，血红蛋白决定了血液颜色。通过血液检测，美国研究人员发现了一种可以监测血液状况的标记物。此外，他们还找到了一种简单且有效的治疗恶性贫血的方法，那就是在患者的饮食中加入肝脏。1934 年，诺贝尔奖授予了乔治·迈诺特、威廉·墨菲和乔治·惠普尔，以表彰他们利用肝脏治疗恶性贫血的重大发现。然而，在故事开始之前，我们需要先了解这一切的背景和经过。

早在 1920 年，乔治·惠普尔就开始研究失血相关的贫血症以及饮食对血液再生的影响。他通过抽取一定量的狗的血液来观察变化。少量失血可以通过组织液体渗入血流中较快地得到补偿。然而，这种补偿会导致单位体积内红细胞和血红蛋白数量的减少，这与贫血非常相似。通过减少狗的循环血量，惠普尔成功将其血红蛋白含量降到了正常值的三分之一。在这些实验中，惠普尔通过血液化验详细观察并量化了血红蛋白水平的上升情况。当时，人们已经知道，丰富多样的饮食有助于血液的再生，但并不了解食物数量和热量在其中所起的作用实际上非常有限，并且不同种类的食物对血液再生的贡献各不相同。

在实验中，惠普尔并未向所有实验犬提供相同的食物，他给狗喂了肝脏、肾脏、各类肉品以及植物性食物如杏。通过这系列实验，他观察到食物不同，血液恢复速度也不相同。特别是，肝脏和杏显示出比其他食物更为有效的刺激作用，能显著促进骨髓活动，生成红细胞。

惠普尔对狗进行的放血和食物实验引起了迈诺特和墨菲的极大兴趣和关注。他们深受启发，决定尝试将惠普尔治疗失血性贫血的方法应用于另一种类型的贫血，即人类的恶性贫血。

在那个年代，恶性贫血是一种极其可怕的疾病，几乎总是导致死亡，仅有极少数例外。患者通常在确诊后数月内死亡，少数情况下可能存活几年。其病因在那时尚不明确。患者往往会突然迅速衰老，皮肤变得苍白，长时间感到疲劳，并且常会抱怨气短、头晕、失眠和食欲不振，通常还会陷入抑郁。患者的舌头经常呈现出像涂了一层覆盆子色清漆般的红色。当患者去看医生时，医生会发现其血液中的红细胞数量显著低于正常人。红细胞中的血红蛋白含量也有所减少，但减少的程度没有红细胞数量那么显著。在显微镜下检查血液，医生会发现恶性贫血患者的红细胞与正常人的有很大不同。正常人的红细胞大小均匀，呈双凹圆盘状，而恶性贫血患者的红细胞则大小不一，形状各异（图 22）。

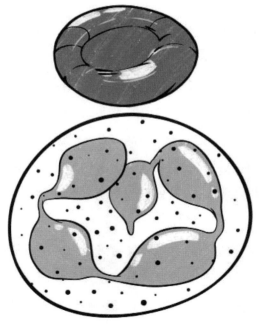

图 22　正常的红细胞（上图）与恶性贫血患者的红细胞（下图）

这表明红细胞存在缺陷或未完全成熟，意味着负责制造红细胞的骨髓未能正常工作。在恶性贫血患者的骨髓中，红细胞的正常成熟过程被破坏，导致红细胞的形状和大小异常。恶性贫血的病程通常呈现周期性变化，严重贫血期和血液成分相对正常的时期交替出现。

在 20 世纪 20 年代之前，治疗恶性贫血的常见方法是服用大剂量的砒霜。在病情复杂的病例中，甚至需要进行脾切除术或输血。这种激进的治疗手段源于当时医学界普遍认为该疾病是由有毒物质引起的。在迈诺特和墨菲之前，没有人想到通过饮食来治疗恶性贫血患者：饮食被视为护理的一部分，而非治疗方式。

迈诺特和墨菲决定为住院的恶性贫血患者制定一种包含肝脏菜肴的日常饮食方案。他们的决定是基于乔治·惠普尔的研究发现：他们通过实验证实，给患有贫血的狗喂食肝脏后，红细胞的生成速度显著加快。然而，迈诺特和墨菲的方法最初引起了不少医生的质疑。他们难以接受贫血仅仅是由食物成分失调引起的说法。另外，一些患者拒绝食用大量肝脏，这也给治疗带来了阻碍。

尽管面临重重挑战，最终还是有 45 名患者成功接受了治疗。在很短的时间内，他们的抑郁和其他贫血症状得到了显著缓解，健康状况得以恢复。更为惊人的是，他们的运动障碍也有所减轻，这些障碍包括身体僵硬、步态蹒跚以及精细运动不稳定。

哈佛大学的医生威廉·卡斯尔（William Castle）发现，癌症患者在切除胃部后往往会因恶性贫血而死亡。他的研究证实，健康的胃黏膜会产生一种称为"内因子"的物质，这种物质与食物中的"外因子"相互作用。"内因子"是肠道吸收维生素 B_{12} 所必需的，而维生素 B_{12} 能刺激骨髓中红细胞的形成。恶性贫血患者体内缺乏这种"内因子"，因此无法有效吸收维生素 B_{12}，导致红细胞生成障碍。

很快，一种可以替代缺失的"内因子"的物质开始进入工业化生产。这种物质被称为"胃激素"。1948 年，从肝脏中分离出一种因子，被命名为维生素 B_{12} 或氰钴胺，因为它含有大量的钴元素。如今，维生素 B_{12} 已被广泛应用于恶性贫血患者的治疗，通常通过肌肉注射的方式进行。

在 1926 年之前，全世界每年有 6000 名恶性贫血患者因病去世。尽管富含肝脏的饮食疗法非常有效，但也存在一些局限性。并不是每个人都能每天摄入 230 克肝脏。此外，用管子将粉碎的肝脏直接注入患者胃中，不仅让患者痛苦，操作上也极为不便。后来，化学家们找到了解决方案，他们学会了生产一种活性比天然肝脏高出 50~100 倍的肝脏提取物。这种提取物可以少量服用或通过肌肉注射进行治疗。后来，人们发现恶性贫血的根本原因是患者体内缺乏维生素 B_{12}。而肝脏及其提取物之所以有效，是因为它们含有易于吸收的维生素 B_{12}。在墨菲、迈诺特和惠普尔的早期实验中，富含肝脏的饮食疗法显然是有效的，因为肝脏中含有大量的维生素 B_{12}，可以直接被吸收入血，无需"内因子"的帮助。

B$_{12}$缺乏性贫血、巨幼红细胞性贫血、阿狄森-贝默病（Addison-Biermer disease）等术语都是指同一种疾病，即恶性贫血。这种曾经让人闻之色变的疾病，如今已被彻底攻克，其治疗方法也变得十分简单明了。

第一种抗菌药物

格哈德·多马克

如今，当人们提到"化疗"时，往往会联想到用于治疗癌症的药物治疗。然而，在过去，"化疗"一词也广泛用于指代治疗传染病的药物方法。从广义上说，化疗是指通过药物来消灭病原体或恶性肿瘤的任何方法。直到20世纪初，化疗方法还并不十分成功，但在21世纪初，科学家们在这一领域取得了几项重大突破。

在那个时代，人们发现了一些对抗各种疾病的相对有效的药物，包括发烧、梅毒以及热带地区特有的一些外来疾病（如疟疾）。然而，主要的问题在于，这些药物大多具有极高的毒性，不仅对病原体有害，对人体本身也同样有害。有效剂量和致命剂量之间的界限常常非常模糊，稍有不慎就可能对患者造成严重伤害。此外，在20世纪初，针对一些普遍流行的病原体，还没有发现确切有效的药物。

在20世纪10至20年代，医学界普遍使用各种金属及其盐类进行治疗，包括汞、砷、锑、铋甚至金。这些金属被认为具有潜在的治疗效果。德国科学家格哈德·多马克（Gerhard Domagk）正是从研究这些贵金属盐的抗菌作用开始了他的科研生涯。除进行基础实验之外，他还决定研究当时流行的染料的治疗效果。

在实验过程中，多马克和他的同事们测试了一种名为4-磺酰胺-2,4′-二氨基偶氮苯盐酸盐的化合物，这种药物后来被命名为"百浪多息"（图23）。首次试验于1932年12月进行。研究人员首先确定了从一名血液中毒患者体内分离出的链球菌菌株对小鼠的致死剂量。随后，他们给一组小鼠注射了十倍致死剂量的细菌菌株。感染后一个半小时，约一半小鼠被注射了一定量的百浪多息。

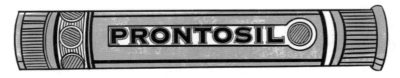

图23　百浪多息

1932年12月24日，研究人员发现，在12月20日开始的一项实验中，对照组的小鼠全部死亡，唯独注射了百浪多息的实验组小鼠依然存活，并且健康状况良好。这一实验为化疗的发展做出了巨大的贡献。

尽管这些实验结果以及随后的研究立即引起了科学界的高度关注，但相关论文直到1935年2月才正式发表。论文一经发表，具有神奇功效的百浪多息便迅速在全球引起轰动。法国、美国、英国以及百浪多息的发源地德国，纷纷开展了广泛的实验研究。

这些研究的主要成果之一是发现百浪多息的治疗作用源自其磺胺成分。研究表明，当该药物进入人体后，会发生分解反应，释放出发挥抗菌作用的磺胺成分（图 24）。

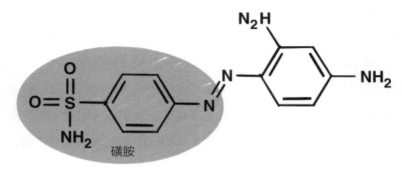

图 24　百浪多息的分子及其活性部分

最初，百浪多息被认为是一种主要针对链球菌感染的药物。然而，即使在多马克首次发表的报告中，这种药物也被证明对葡萄球菌感染和某些类型的肺炎具有治疗活性，尽管效果较低。

研究进一步表明，百浪多息不仅能有效抵抗各种球菌感染，还能成功对付杆菌。因此，它迅速成为当时治疗尿路感染的首选药物。然而，百浪多息的潜力远不止于此。格哈德·多马克的发现为治疗各种疾病提供了前所未有的可能性，激发了科学家们寻找治疗其他疾病新方法的热情，开展了大量磺胺类新组合药物实验。这些努力很快取得了显著的成果！1938 年，一家英国化学公司宣布，他们成功合成了吡啶和磺酰胺的化合物，这种新化合物被证明对肺炎具有显著疗效。

在新的磺胺制剂投入生产的同时，各国科学家也积极探索这些药物的作用机制及其副作用。格哈德·多马克本人对此进行了深入的研究。此外，法国、英国、美国和瑞典等国家的科学家们也纷纷展开了相关实验，以期更全面地理解和有效利用这些新药物。

由于发现百浪多息的抗菌作用，格哈德·多马克教授于1939年获得了诺贝尔生理学或医学奖。虽然百浪多息具有类似抗生素的效果，但它被明确称为抗菌药，而不是抗生素。这是因为传统上，只有天然来源的药物才被称为抗生素。由于当时的政治原因，多马克在1939年未能亲自领奖。在1947年，他终于得到了诺贝尔奖的金质奖章和证书。与此同时，医生们开始使用更先进的抗感染药物——青霉素。不过，青霉素的故事将在下一章详细介绍。

青霉素：拯救生命的奇迹霉菌

亚历山大·弗莱明

霍华德·弗洛里

恩斯特·柴恩

抗生素是对抗传染病的强大武器，在医学中占有特殊地位。最早发现抗生素的是亚历山大·弗莱明（Alexander Fleming），他将这种物质命名为"青霉素"。正是他的这一发现，开启了医学的黄金时代。

自20世纪下半叶以来，几乎所有伟大的医学成就都离不开抗生素的应用。过去那些曾经致命的疾病，如脑膜炎、心内膜炎和产褥热，如今已变得可以治疗。医务人员不仅学会了如何预防和治疗慢性骨感染、脓肿、猩红热、肺结核，还能够有效应对梅毒和淋病等性传播疾病的挑战。外科手术因此变得更加安全，能够进行更复杂的操作，如切除脑肿瘤和修复先天性缺陷（如兔唇）。高难度手术，如开胸手术和器官移植，也因抗生素的使用而成为可能。甚至化疗治疗白血病和多种癌症的成功率也因为抗生素的使用大大提高。

青霉素的发现揭示了生物科学进步中的规律。许多伟大的科学家往往不公开谈论自己的发现过程，但亚历山大·弗莱明却与众不同，他坦言，他的发现主要是靠运气和偶然的观察。他也并不是在某个特定研究项目中为取得成果而努力的团队成员。

年轻时，弗莱明对化疗和杀菌剂怀有浓厚的兴趣。1922年，他在免疫学实验室工作时，意外发现了一种存在于人体正常细胞（如眼泪）中的酶——溶菌酶，这种酶具有强大的杀菌能力。实际上，这一发现源于一次偶然的实验事故。传闻中，研究人员不小心将鼻涕滴进了培养皿，结果意外地观察到了溶菌酶的杀菌效果，从而揭示了这种酶的潜力。这种酶的发现为诺贝尔奖铺平了道路。亚历山大·弗莱明、恩斯特·柴恩（Ernst Chain）和霍华德·弗洛里（Howard Florey）因为发现青霉素及其对多种传染病的疗效而被授予1945年诺贝尔奖。

在19世纪，几位杰出的科学家和医生，包括法国化学家路易·巴斯德（Louis Pasteur）和匈牙利产科医生伊格纳茨·泽梅尔韦斯（Ignaz Semmelweis）和德国微生物学家罗伯特·科赫，通过他们的研究让科学界逐渐认识到，腐败过程和许多疾病其实是由微生物引起的。这一发现促使弗莱明同时代的许多研究者急于寻找有效的方法来消灭这些细菌。在那个时代，经典的实验方法是将细菌接种到培养皿中，让它们在果冻状的培养基上生长。这种培养基通常由琼脂和加热的血液组成，非常适合细菌繁殖。细菌不仅会"吃掉"培养基，还会在其上大量繁殖。虽然单个细菌无法用肉眼看到，但数以百万计的细菌聚集在一起形成的菌落却非常容易被观察到。弗莱明用这种方法培育出了金黄色葡萄球菌和其他细菌的巨大、高度可见的菌落。他尝试用从白细胞（血细胞）和唾液中分离出来的酶来杀死这些细菌。当时，没有人会想到自然界中竟然存在能够杀死病原体的物质。

1928 年 8 月，弗莱明出门度假。9 月初返回时，他发现实验室的桌子上有几个被遗忘的培养皿，里面装着金黄色葡萄球菌的培养物。当他清理这些培养皿时，注意到其中一个培养皿里有一块蓝绿色的霉菌。这是一种常见的面包霉菌——青霉菌。奇怪的是，青霉菌周围没有葡萄球菌的生长痕迹，仿佛有什么东西阻止了它们在那个区域繁殖。

弗莱明立刻意识到，这种青霉菌在琼脂培养基上生长时，产生了一种能穿透培养基并杀死葡萄球菌的物质。这种物质就是第一种真正意义上的抗生素，能够阻止细菌细胞壁的形成。尽管弗莱明几年前发现的溶菌酶也具有破坏细菌细胞壁的能力，但其作用机制与青霉素不同。接下来的几个月里，弗莱明致力于在液体培养基中培养这种霉菌，并提取出抗菌活性最强的液体。他根据这种真菌的名称将其命名为"青霉素"。然而，由于青霉素的产量小、不稳定且作用缓慢，弗莱明在用它治疗了几名患者后，认为这一发现没有太大的实际应用价值。但幸运的是，其他科学家接过了亚历山大·弗莱明的接力棒。

第二次世界大战期间，前线士兵面临着巨大的健康威胁。战伤感染、肺炎、腹腔感染、尿路感染和皮肤感染等问题威胁无数士兵的生命，因此，对有效抗菌剂的需求变得前所未有的紧迫。

为了应对这一需求，1940 年，霍华德·弗洛里和恩斯特·柴恩领导的牛津大学病理学系团队开始致力于开发分离和浓缩青霉素的方法，以便将其投入商业生产。而当务之急则是找到能够生产足够数量青霉素的菌株。为了实现这个目标，研究团队不仅在实验室的菌株藏品中进行筛选，还向普通公众征集土壤、发霉的谷物、水果和蔬菜样本，希望从中找到合适的菌株。这项工作持续了三年，直到 1943 年，终于取得了重大突破。一位家庭主妇带来了一块甜瓜，正是这块甜瓜中的霉菌彻底改变了医学史的进程。全世界从此知晓了一种可以有效治疗致命细菌感染的药物。直到今天，所有的青霉素菌株都是 1943 年那块甜瓜上的霉菌的后代。

一氧化氮：守护男性健康的隐形力量

罗伯特·弗奇戈特
路易斯·伊格纳罗
费里德·穆拉德

1986 年，罗伯特·弗奇戈特（Robert Furchgott）、路易斯·伊格纳罗（Louis Ignarro）和费里德·穆拉德（Ferid Murad）分别发现，人体内可以自行产生短效的一氧化氮气体（NO），并在细胞间作为信号分子发挥作用。这一发现引起了巨大轰动，开启了生物医学研究的新篇章，预示着未来科学的奇妙进步。

早在 1980 年，罗伯特·弗奇戈特就证明，血管内皮细胞不仅具有机械保护特性，还在血管的收缩和舒张过程中起着至关重要的作用。在一次被称为"三明治"实验的研究中，他取得了一项关键发现，为后续的科学发展奠定了基础。在"三明治"实验中，弗奇戈特观察了主动脉的不同部位。其中一个血管条内皮层完好无损，而另一个内皮层被去除。他首先确认，没有内皮层的血管条在受到刺激时会收缩，而带有完整内皮层的主动脉既不会收缩也不会放松。然后，研究人员将这两个血管条像三明治一样放在一起，发现在相同的刺激下，两个血管条都没有收缩。弗奇戈特由此得出结论：内皮细胞产生了一种未知物质——"内皮松弛因子"，这种因子使没有内皮的主动脉部分松弛下来，无法对刺激做出收缩反应。这一发现开启了科学界对内皮产生的未知物质的探索之旅。经过六年的努力，研究人员提出了多种假设，其中一种认为硝基化合物可能在主动脉松弛的过程中起到了作用。

费里德·穆拉德的研究为这一领域奠定了重要基础。他发现，硝酸甘油可以激活主动脉肌肉细胞中的鸟苷酸环化酶，从而促进环磷酸鸟苷（cGMP）的产生，导致肌肉松弛。穆拉德假设，硝酸甘油之所以能发挥作用，正是因为它能够释放一氧化氮（NO）（图25）。为了验证这一假设，他让一氧化氮气体通过含有鸟苷酸环化酶的组织，结果发现环磷酸鸟苷的产生确实增加了。这一发现揭示了一种全新的作用机制：一氧化氮通过激活鸟苷酸环化酶，增加环磷酸鸟苷的产生，从而导致肌肉松弛。穆拉德通过实验解开了硝酸甘油作用的原理，这一原理在过去一百多年间

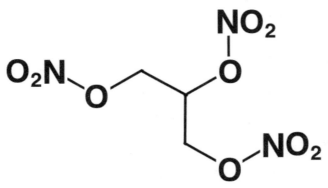

图25 硝酸甘油分子

一直未被完全理解，尽管硝酸甘油已成功用于治疗心绞痛。费里德·穆拉德的研究早于弗奇戈特发现内皮因子的时间，为后来的科学家们找出神秘的内皮物质铺平了道路。

1998 年诺贝尔生理学或医学奖的第三位获得者路易斯·伊格纳罗在前人研究的基础上继续深入探索，他和他的同事们"发现了一氧化氮作为心血管系统信号分子的特性"。受费里德·穆拉德研究成果的启发，伊格纳罗亲自验证了一氧化氮舒张血管的作用。几乎与弗奇戈特同时期，伊格纳罗独立研究了内皮因子的作用，逐渐接近解开内皮因子之谜。1986 年夏天，在美国明尼苏达州罗切斯特市举行的一次科学会议上，这项研究取得了突破性进展。弗奇戈特在会议上通过几篇论文揭示，内皮因子实际上就是一氧化氮。在同一次会议上，伊格纳罗也支持这一结论，并通过光谱分析进一步证实了这一点。他发现，血红蛋白与内皮因子相互作用和其与一氧化氮作用产生的发射光谱是相同的，因此断定弗奇戈特发现的内皮因子确实是一氧化氮。至此，内皮因子的谜团终于解开了。

如今，我们已经了解一氧化氮在体内扮演着重要的信号和调节角色。神经细胞中产生的一氧化氮会迅速扩散，激活周围的所有细胞。这种扩散机制有助于迅速启动或停止许多生理功能，从行为反应到胃肠蠕动。一氧化氮能够抑制动脉肌肉细胞的收缩，从而使动脉扩张，因此在血压调节中起着至关重要的作用，调节血液流向各个器官，并防止血凝块的形成，保护心血管系统的健康。在免疫系统中，产生大量一氧化氮的白细胞，如巨噬细胞，对细菌和寄生虫具有毒性，能够帮助机体抵御感染。

那么，一氧化氮能给男性带来什么好处呢？

其实答案很简单。一氧化氮能够放松肌肉，扩张阴茎海绵体内的血管，使其充满血液。这一机制正是治疗勃起功能障碍的最有效药物发挥作用的关键。其中最著名的药物便是万艾可，其活性成分是西地那非。一氧化氮作用机制的发现促进了血管舒张药物的研发。

第六章

21 世纪的诺贝尔发现

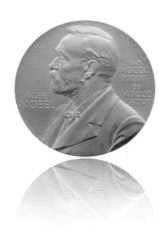

RNA 干扰：遗传信息的"控制者"

雅克·莫诺
弗朗索瓦·雅各布

　　DNA 中储存的遗传密码包含了所有蛋白质结构的必要信息。这些指令从 DNA 复制到 mRNA，再由 mRNA 指导蛋白质的合成。英国科学家、诺贝尔奖获得者弗朗西斯·克里克称这种从 DNA 通过 mRNA 到蛋白质的遗传信息流动为分子生物学的核心法则（图 26）。毕竟，蛋白质参与了所有生命过程：作为酶，它们帮助消化食物；作为受体，它们接收大脑信号；作为抗体，它们保护我们免受细菌侵害。

　　人类的基因组包含大约 3 万个基因，但每个细胞只使用其中的一部分。哪些基因将被激活以参与新蛋白质的合成（即基因表达），是由分子机制控制的，这个过程称为转录。在转录过程中，DNA 上的信息被复制到 mRNA 上。这个过程受到多种因素的调控。50 多年前，诺贝尔奖获得者、法国科学家雅克·莫诺（Jacques Monod）和弗朗索瓦·雅各布（François Jacob）发现了基因表达调控的基本原理，这些原理适用于从细菌到人类的所有

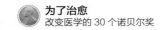

生物体。

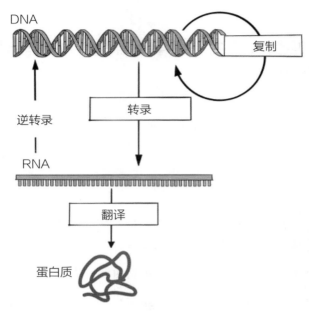

图 26　分子生物学核心法则示意图

20 世纪 90 年代初，分子生物学家在实验中获得了许多无法解释的意外结果。其中，植物生物学家观察到了一些令人惊讶的现象。他们试图通过在牵牛花的 DNA 中引入一种能够促进红色素生成的基因，使花瓣的颜色更加浓艳。然而，结果却出乎意料：牵牛花的颜色不仅没有加深，反而完全消失了，花瓣变成了白色。这一现象的机制一直是个谜，直到美国分子遗传学家安德鲁·法尔（Andrew Fire）和克雷格·梅洛（Craig Mello）发现了 RNA 干扰，即通过双链 RNA 终止基因活性的方法，他们因此获得了 2006 年的诺贝尔奖。

法尔和梅洛研究了蠕虫体内基因表达的调控方式。首先，他们给蠕虫注射了编码肌肉蛋白的 mRNA，并观察蠕虫的行为变化。结果显示，蠕虫的行为并没有什么不同，表现得与正常情况一样。

然后，法尔和梅洛又给另一组蠕虫注射了含有与第一个 mRNA 互补的核苷酸序列的 mRNA，即所谓的反义 mRNA。反义 mRNA 可以认为是第一个 mRNA（即正义 mRNA）的镜像。

注射反义 RNA 对蠕虫的行为也没有产生影响。但当法尔和梅洛同时注射正义和反义 RNA 后，他们发现蠕虫突然开始做出奇怪的动作。这种行为此前只在完全缺乏编码肌肉蛋白基因的蠕虫上观察到。那么到底发生了什么呢？

原来，正义和反义 RNA 分子相遇并结合在一起（因为它们是互补的），形成了双链 RNA。法尔和梅洛猜测，双链 RNA 分子可能抑制了与这种 RNA 含有相同代码的基因的活性。为了验证这一假设，他们注射了编码其他几种蠕虫蛋白质的双链 RNA 分子。每次实验中，注射双链 RNA 都会导致一个特定基因的沉默，而该基因的序列与注射的单链 RNA 相对应。结果显示，该基因编码的蛋白质不再合成。

这种通过 RNA 分子使基因沉默的现象被称为 RNA 干扰，而这些 RNA 则被称为干扰 RNA。

经过一系列实验，法尔和梅洛得出了两个重要结论。首先，双链 RNA 能够沉默那些与引入的 RNA 分子序列一致的基因。其次，干扰 RNA 不仅可以在细胞间传播，甚至还能遗传。在这种情况下，仅需要极少量与目标基因相对应的干扰 RNA 就能显著抑制该基因的表达。

1998 年，法尔和梅洛在《自然》(*Nature*) 杂志上发表了他们的研究成果。这一发现澄清了许多令人困惑和相互矛盾的实验现象，解释了控制遗传信息流动的自然机制，从而为遗传学开辟了一个全新的研究领域。

在接下来的几年里，科学家们逐步揭示了 RNA 干扰机制的所有组成部分。首先，双链 RNA 会与一种叫作 Dicer 的蛋白质复合物结合。Dicer（名字源自英语单词 "dice"，意思是 "切割"）能够将双链 RNA 切割成较小的片段。接着，这些 RNA 片段会与另一种蛋白质复合物 RISC（全称是 RNA 诱导沉默复合体）结合。在这个过程中，RNA 的其中一条链会被移除，另一条链则与 RISC 复合体结合，并作为一种探针，用于检测细胞中的信使 RNA（mRNA）分子。当 mRNA 分子与 RISC 复合体中的 RNA 片段互补结合时，RISC 就会识别并切割这些 mRNA 分子。被切割后的 mRNA 分子会迅速降解，分解成更小的片段。这一过程导致由这些 mRNA 编码的蛋白质无法再表达，也就是说，相关基因被成功沉默了（图 27）。

原来，RNA 干扰使基因沉默是有其深刻原因的！这种机制主要是为了保护细胞免受病毒侵害，特别是在低等生物中。许多病毒的遗传物质通常以双链 RNA 的形式存在。当这种病毒感染细胞时，它会将其 RNA 分子注入细胞，立即与 Dicer 蛋白质复合物结合。随后，RISC 复合体被激活，病毒的 RNA 被降解，细胞

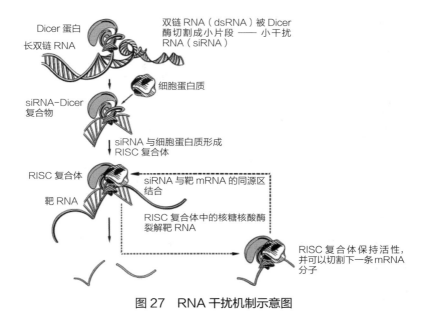

图 27 RNA 干扰机制示意图

因此得以存活。除了这种防御机制，高等生物（如人类）还发展出了更加复杂的免疫系统，包括抗体、杀伤细胞和干扰素等多重防御措施。

然而，最令人惊讶的是，RNA 干扰机制有时不仅能保护生物体免受外来病毒的侵害，还能防止生物体自身基因的错误表达所带来的伤害！具体来说，这种机制保护生物体免受自身基因中的转座子（即跳跃基因）的侵扰。转座子是一类能够在基因组中移动的 DNA 序列，如果它们插入到错误的位置，可能会对机体造成严重损害。很多转座子的运作方式是将自己的 DNA 序列复制到 RNA 中，然后逆转录成 DNA 并重新整合到基因组的一个新位置。这些 RNA 分子的一部分通常是双链结构，RNA 干扰机制

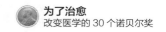

可以识别并处理这种双链 RNA，从而防止转座子对基因组的有害活动。

我们的基因组中包含数百个基因，这些基因编码称为 microRNA 的小 RNA 分子。microRNA 含有其他基因的编码片段，这些分子可以形成双链结构，进而激活 RNA 干扰机制，从而阻止相应蛋白质的合成。研究发现，microRNA 在生物体的发育过程中起到了关键的基因调控作用，确保了在正确的时间合成正确的蛋白质，对生物体的健康至关重要。

RNA 干扰技术为基因工程的应用开辟了广阔的前景。目前，科学家们已经开发出了特殊的双链 RNA 分子，这些分子可以人为地抑制人类、动物或植物的某些特定基因。当这些双链 RNA 分子被引入细胞后，就像在自然界中发生的一样，它们会激活 RNA 干扰机制，破坏具有相同代码的 mRNA。

这种方法已经成为生物学和生物医学研究的重要工具。未来，它有望在包括临床医学和农业在内的许多领域得到广泛应用。例如，动物实验表明，通过引入干扰 RNA，可以人为地抑制导致高血脂的基因。目前，科学家们正在探索利用 RNA 干扰技术治疗多种疾病的可能性，包括病毒感染、心血管疾病、癌症和内分泌失调等。

打破海弗利克极限的端粒

伊丽莎白·布莱克本
杰克·绍斯塔克
卡罗尔·格雷德

2009 年，诺贝尔生理学或医学奖授予了三位科学家，他们通过实验解决了生物学中的一个基本问题：如何防止染色体在每次细胞分裂中逐渐缩短，如何在不改变细胞的情况下复制细胞，从而延长生物体的寿命并延缓衰老。美国细胞遗传学家伊丽莎白·布莱克本（Elizabeth Blackburn）、杰克·绍斯塔克（Jack Szostak）和生物学家卡罗尔·格雷德（Carol Greider）找到了这一问题的答案，解开了端粒的奥秘。端粒是位于染色体末端的区域，这些科学家发现了一种端粒酶，它能够防止染色体缩短。

本书的作者之一在莫斯科国立大学生物系学习期间，接触到了苏联科学家阿列克谢·奥洛夫尼科夫（Alexey Olovnikov）的假说。该假说提出了端粒在决定细胞最终分裂次数中的作用。当时，科学家们已经知道，染色体的末端部分由数百或数千个相同的三联体组成——这些三联体就是端粒。三联体是由三个碱基组成的序列，通常用于编码氨基酸并构建蛋白质。然而，端粒并不编码任何蛋白质。那么，为什么细胞需要端粒，尤其是如此长度的端粒？而且，为什么每次细胞分裂后端粒长度都会缩短？

1971 年，苏联科学家阿列克谢·奥洛夫尼科夫提出了一个具有里程碑意义的假说：端粒缩短是决定细胞分裂次数有限的机制，这一机制也被称为海弗利克极限。1992 年，研究人员发现，患有早衰症的儿童在 13 岁时就会因"过早衰老"而去世，而这正是因为他们天生端粒过短。因此，科学家们揭示了端粒长度与衰老之间的直接联系。

尽管端粒长度与细胞"年龄"之间的相关性非常明显，但这一因果关系直到 1999 年才得以进一步证实。当时，实验室研究表明，延长端粒可以有效地阻止细胞和组织的衰老。然而，具体如何实现端粒的延长，以及如何阻止细胞乃至整个生物体的衰老，这个问题依然悬而未决。2009 年，杰克·绍斯塔克、卡罗尔·格雷德和伊丽莎白·布莱克本因发现端粒和端粒酶如何保护染色体而荣获诺贝尔生理学或医学奖。虽然阿列克谢·奥洛夫尼科夫并未被列入诺贝尔奖的获奖者名单，但他的杰出假说为这项研究奠定了基础，这一点得到了生物学和医学界的广泛认可。例如，迈克尔·福塞尔（Michael Fossel）教授在其著作《端粒酶革命：破解人类衰老密码，开启长寿与健康新纪元》中就谈到了这一点。

所有的遗传信息，也就是我们的基因组，都储存在染色体的 DNA 分子中。早在 20 世纪 30 年代，赫尔曼·穆勒（Hermann

Muller，1946年诺贝尔奖获得者）和芭芭拉·麦克林托克（Barbara McClintock，1983年诺贝尔奖获得者）就提出了一种假设：染色体末端的结构——端粒，可能具有保护作用。然而，端粒究竟如何发挥这种作用，当时仍然是个谜。

当科学家们开始了解基因复制的过程时，这一谜题才逐渐明朗起来。在细胞准备进行有丝分裂时，DNA分子必须在DNA聚合酶的帮助下复制一倍。奥洛夫尼科夫曾描述，他是在地下观察轨道维修时萌生了这个想法：当工作车厢到达铁轨末端时，它会停下来，其下部的铁轨没有更换。同样的情况也发生在DNA的末端，酶就"附着"在那里，导致染色体在每次分裂时因复制不足而变短。尽管这种情况发生在许多细胞中，但并非所有细胞都会这样。这就引出一个问题：为什么有些细胞会例外？

染色体末端由含有重复TTAGGG碱基的区域（即端粒）保护（图28）。这个序列与三联体不同，并不编码蛋白质。每条染色体上都有几十个这样的相同序列。因此，虽然每次细胞分裂都会导致端粒减少一个重复单位，但细胞依然可以进行一定次数的分裂，几乎不会受到端粒缩短的影响。然而，当端粒完全消失后，细胞就会停止分裂，进入衰老并最终凋亡（自我毁灭）。大多数正常细胞不会频繁分裂，因此它们的染色体不会面临显著缩短的风险。许多科学家认为，端粒缩短可能是单个细胞乃至整个生物体衰老的原因之一。

与正常细胞不同，恶性肿瘤细胞具有无限分裂的能力，并且能够维持端粒的长度。一些研究人员认为，这种现象背后可能存在一种特殊的机制或酶，能够恢复端粒的长度，使这些细胞几乎可以无限制地分裂。

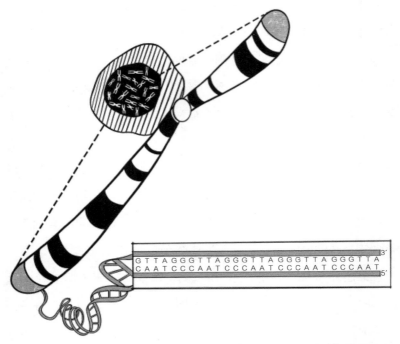

图 28　染色体。图中展示了 DNA 链末端的重复三联体序列 TTAGGG

　　1984 年圣诞节，未来的诺贝尔奖获得者卡罗尔·格雷德在研究细胞提取物时，首次发现了端粒酶的活性。端粒酶的功能是延长 DNA 的端粒，从而为 DNA 聚合酶提供一个平台，使其能够完整复制整个染色体，而不会遗漏染色体的末端。进一步的研究揭示，端粒酶实际上是一种反转录酶，它与一种特殊的 RNA 分子相关联，该 RNA 分子在端粒伸长过程中被用作模板。正是由于端粒酶活性的增加，恶性细胞得以避免衰老并实现无限增殖。

恶性肿瘤难以治疗的原因之一是我们的免疫系统无法将这些肿瘤细胞识别为外来入侵者，这些细胞的分裂逐渐失控。尽管医学在癌症治疗方面取得了显著进展，例如，本书作者之一在血液学研究中心完成博士论文答辩时，只有 20% 的淋巴细胞白血病患儿能获得长期缓解（几乎完全康复）。而现在，这一类型的白血病治愈率已经达到了 80%。尽管如此，并不是所有类型的肿瘤都能找到有效的治疗方法，目前仍没有一种通用的癌症治疗方案。由于在大多数肿瘤中，细胞的无限分裂是通过端粒酶活性的增强实现的，因此端粒酶成了抗癌药物的重要靶点。这意味着我们需要研发能够抑制癌细胞端粒酶活性的药物。通过这种方式，可以让端粒逐渐缩短，染色体在频繁分裂过程中逐步耗尽其端粒，最终使癌细胞死亡。

目前，针对端粒酶活性增强的癌细胞的化合物正在进行临床研究。这是端粒酶发现的一个实际应用方向。另一个研究方向是探索有助于端粒延长的生活习惯和方式。2018 年的研究数据显示，适度的体育锻炼有助于增加端粒长度，延缓衰老。对于成年人来说，这意味着每周需要进行 150~300 分钟的有氧运动，以及 1~2 次轻度负重训练。

端粒酶的研究一直在持续，因为它与衰老和抗癌等关键问题密切相关。

诱导干细胞：奇迹般的蜕变

约翰·格登

山中伸弥

  每个人的生命起点都是一个受精卵。在受孕后的最初几天内，胚胎由未成熟的细胞组成，这些细胞具有发育成成人体内任何组织的潜力，这些细胞被称为多能干细胞。随着胚胎的进一步发育，这些多能干细胞会分化成不同类型的细胞，例如神经细胞、肌肉细胞和骨细胞，每一种细胞都专门承担特定的功能。过去，人们普遍认为，细胞从多能状态分化成具有特定功能的细胞，这一过程是不可逆的。科学界的观点是，随着细胞的成熟，它们会经历永久性的变化，无法再回到未成熟的多能状态。然而，英国生物学家约翰·格登（John Gurdon）打破了这一传统观念。他提出，特化细胞的基因组仍然包含发育成任何细胞类型所需的全部信息。1962年，他通过实验验证了这一假设：他将蝌蚪肠道的成熟特化细胞的细胞核移植到去核的青蛙卵细胞中。结果，卵细胞成功发育成了完全克隆的蝌蚪，最终成长为成年青蛙。这个实验表明，成熟细胞的细胞核依然具备启动完整生物体发育的能力，并且保留了形成任何细胞类型的"路线图"。

起初，格登的发现遭到怀疑，但几位科学家重复了他的实验，证实了这位英国生物学家的结论毋庸置疑。此后，约翰·格登开始了深入研究，不断改进实验技术，不仅成功克隆出两栖动物，还克隆出了哺乳动物，其中最著名的就是1996年出生的多莉羊。如今，格登被誉为"克隆教父"。他的实验过程包括选择细胞核，然后将其植入其他细胞。然而，他最重要的贡献或许是证明了一个成熟、特化的细胞核可以恢复到未成熟、多能的状态。这一发现为科学家们开启了新的研究方向，一个有趣而富有挑战性的任务现在摆在了科学家们面前。

40多年后，日本科学家山中伸弥（Shinya Yamanaka）攻克了这个难题。他的研究涉及胚胎干细胞，这些干细胞是从胚胎中分离出来并在实验室中培养的多能干细胞。最初，这种干细胞是由马丁·埃文斯（Martin Evans）从小鼠体内分离出来的，他因此获得了2007年的诺贝尔奖。山中伸弥的研究目标是找出使这些细胞保持多能状态的基因。在确定了几个关键基因后，他决定检验这些基因是否可以用于对成熟细胞进行重编辑，使其重新具有多能性。

山中伸弥及其团队将多种候选基因组合注入成熟的结缔组织细胞（即成纤维细胞）中，然后在显微镜下仔细观察这些细胞的变化。经过反复实验和筛选，科学家们终于找到了一个有效的基因组合。令人惊讶的是，仅仅通过四个基因的组合，就能够将这些成熟的结缔组织细胞重新编辑为未成熟的干细胞！

这些被诱导产生的多能干细胞具有惊人的潜力，可以进一步发育成为神经细胞和肠细胞等多种类型的细胞。2006 年，山中伸弥发表了这一突破性的研究成果，首次揭示了完整的成熟细胞可以被重新编辑为多能干细胞的奥秘。这一发现被誉为科学界的一次重大飞跃。

格登和山中的研究发现，在特定条件下，已经特化的细胞能够逆转其整个生命过程。这意味着细胞在发育过程中所经历的重大变化并非不可逆转。这两位科学家的研究为我们揭示了细胞生命周期的新视角，他们因"发现成熟细胞可以重编辑为多能细胞"的革命性突破，荣获了 2012 年诺贝尔生理学或医学奖。

近年来的研究进一步证实，诱导多能干细胞可以分化为多种不同类型的功能细胞。格登和山中的发现为全球科学家提供了全新的研究工具，并在众多医学领域推动了显著的进展。

例如，从各种疾病患者身上提取的皮肤细胞可以被重新编辑为多能干细胞，随后在实验室中对这些细胞进行深入分析，以确定它们与健康细胞的差异。这些重新编辑的细胞成为理解疾病机理的重要工具，并为开发新的治疗方法提供了宝贵的机会。

顺带一提

约翰·格登曾在多所享有盛誉的学府任职，包括牛津大学、剑桥大学和加州理工学院。此外，他还在以他的名字命名的一家机构担任重要职务。这家机构就是约翰·格登研究所，前身是剑桥的癌症研究与发育生物学研究所。自 2004 年起，该研究所正式更名为约翰·格登研究所。

校准我们的生物钟

迈克尔·罗斯巴什
杰弗里·霍尔
迈克尔·扬

2017 年，诺贝尔生理学或医学奖授予了三位科学家，以表彰他们在"人体时钟"研究方面的重大贡献。这一发现揭示了控制我们身体昼夜节律的基因机制。昼夜节律，即生物钟，英文为"circadian"，源自拉丁语中的"circa"（围绕）和"dies"（日）。获奖的三位科学家分别是来自霍华德·休斯医学研究所的迈克尔·罗斯巴什（Michael Rosbash）、缅因大学的杰弗里·霍尔（Jeffrey Hall）和洛克菲勒大学的迈克尔·扬（Michael Young）。他们因"发现控制昼夜节律的分子机制"而获得了这一殊荣。

地球上的所有生命形式都适应了地球的自转。长期以来，人们已经知道，植物、动物以及人类都拥有内部生物钟，这种生物钟帮助它们预测日出日落，并适应一天的节奏。生物钟调节着人体的各种基本功能，包括行为、激素水平、睡眠、体温和新陈代谢。因此，当我们的外部环境与内部生物钟不一致时，例如乘飞机跨越几个时区时，我们会感到不适。那么，这个生物钟究竟是如何运作的呢？杰弗里·霍尔、迈克尔·罗斯巴什和迈克尔·扬的研究从基因层面揭示了这一机制。他们的发现解释了植物、动物和人类如何通过内部基因调整其昼夜节律，以同步地球的自转。

早在18世纪，天文学家让-雅克·德·梅朗（Jean-Jacques de Mairan）记录了他对含羞草的观察。含羞草在白天会向着阳光展开叶子，而在黄昏时分则会合拢叶子。梅朗对含羞草在持续黑暗环境中的表现产生了浓厚的兴趣。他发现，即使在完全没有阳光的情况下，含羞草的叶子仍然遵循其昼夜周期开合（图29）。这一现象明确表明，植物内部存在生物钟。

随着科学的发展，后来的诺贝尔奖获得者们开始使用动物作为研究对象，而不是植物。他们选择了果蝇作为模式生物进行研究。果蝇的研究帮助科学家们分离出了控制正常昼夜节律的基因。实验显示，这个基因编码了一种蛋白质，该蛋白质在夜间逐渐积累，并在白天被分解消耗。随后，科学家们发现了其他参与这种自我维持机制的蛋白质成分。如今，科学界已经认识到，生物钟的运行机制在包括人类在内的所有多细胞生物中都遵循相同的基本原理。

以前，人们普遍认为控制内分泌系统活动的下丘脑负责调节昼夜节律。然而，在20世纪70年代，科学家们通过对果蝇进行的实验发现，24小时节律的调节机制不仅存在于整个生物体中，

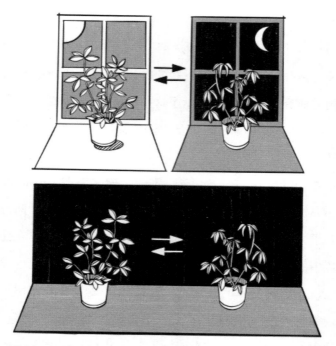

图 29　无论是否有阳光，含羞草的叶子仍然遵循其昼夜周期

还存在于每个单独的细胞中。大约十年后，未来的诺贝尔奖获得者们成功分离出一段染色体，找到了其中一种他们感兴趣的蛋白质，将其命名为 PER（源自 "period"，意为 "时段"）。他们发现，这种蛋白质在夜间逐渐积累，而在白天则逐渐减少。

又经过了十年的研究，科学家们在 1994 年终于证实了他们的假设。事实证明，积累的 PER 蛋白会从细胞质渗透到细胞核中，并阻碍负责合成 PER 蛋白的基因的工作，从而形成反馈调控机制。迈克尔·扬发现，PER 蛋白渗透到细胞核是由另一种名为 TIM（源自 "timeless"，意为 "永恒"）的蛋白质协助完成的。第三个相关基因是 DBT（源自 "doubletime"，意为 "双倍时间"），它负责调整与 24 小时周期相对应的振荡频率，能够延迟 PER 蛋白的积累。因此，这三个基因的共同作用形成了一个精细而完整的调控机制，解释了生物体内昼夜节律的分子基础。

24 小时周期内节律是这样的调控的。当 PER 基因处于活跃状态时，会产生 mRNA。这些 mRNA 被运输到细胞质中，并作为模板生成 PER 蛋白质。随着 PER 蛋白质在细胞核中的积累，PER 基因的活性逐渐降低，从而形成一种抑制性反馈机制，这就是昼夜节律的基础。

生物钟参与了我们复杂生理功能的许多方面。如今已知，包括人类在内的所有多细胞生物都使用类似的机制来控制昼夜节律（图 30）。我们的大多数基因都受到生物钟的调控，因此，经过精确校准的昼夜节律会在一天的不同阶段调整我们的生理功能。杰弗里·霍尔、迈克尔·罗斯巴什和迈克尔·扬的发现使昼夜节律生物学成为一个广阔的研究领域，对我们的健康和福祉产生了深远影响。这次诺贝尔奖的发现为个性化治疗注入了新的动力。诺贝尔奖委员会在颁奖时不仅表彰了科学家的杰出贡献，还可能向科学界和全人类传达了一条重要信息：现在是时候将我们的关注点转向每一个个体，重视他们的独特性和真实需求。如果我们能够做到这一点，那么我们的未来将会更加美好。

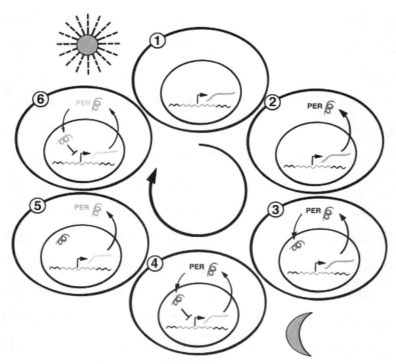

图 30　昼夜节律的细胞抑制性反馈机制

代替结语

如何成为诺贝尔奖获得者？

1. 设计一种新的研究方法，或将已知方法应用于新的研究对象

许多诺贝尔奖的研究成果往往源于医生和科学家的家人和朋友的支持。德国细菌学家罗伯特·科赫的成功之路就始于他年轻的妻子在他生日时送给他的一台高品质光学显微镜。科赫因此离开了并不成功的医生生涯，转而开发出了革命性的微生物研究方法。首先，科赫决定提高显微镜的分辨能力，为此发明了油浸物镜。其次，他还开发了用苯胺染料染色的技术，这种染料能够选择性地对微生物进行染色。这些创新使得微生物研究达到了一个新的科学水平。科赫的显微照片给同时代的科学家们留下了深刻印象，并使他能够分离并描述炭疽、肺结核和霍乱的纯病原体。这些研究成果为他赢得了广泛的认可和赞誉。

2. 从根本上改进现有的研究方法，或将两种方法结合起来

科学发现有时不仅需要人的智慧，还需要有效的方法。科学家们一直渴望深入研究细胞的形态和化学成分。然而，直到 20 世纪中叶，生物学家使用的光学显微镜还不足以实现这一目标。转折点出现在 20 世纪 40 年代中期，当时出现了两种新技术。首先，电子显微镜的发明使得研究细胞结构成为可能，其分辨率远

远高于光学显微镜。其次，开发出了一种在电子显微镜下进行物质化学分析的技术。这种技术的原理是将均质化的组织或细胞通过离心机分离成不同大小和重量的成分。不同重量的细胞器沉积在试管底部，最底部是细胞核，然后是其他细胞器，每个细胞器都有自己的部分，可以分离出来进行研究。这一过程被称为差速离心，是对电子显微镜结构研究的补充。通过结合这两种技术，克里斯蒂安·德·迪夫对细胞进行了详细研究，并取得了显著成果。今天，我们在所有生物学教科书中都可以看到这些细胞结构的示意图。

3. 偶然的发现

科赫的第三个革命性发现据说是由于他的健忘。在最初，微生物通常是在营养肉汤中培养的，难以获得病原体的纯培养物。科赫发明了固体营养培养基。当微生物混合物在这种培养基上培养时，每种微生物都会在其落下的地方形成自己的微生物群落。科赫开发了几种这样的培养基，如琼脂和明胶，这些培养基至今仍用于纯培养物的生长、分离和研究。据说，这一发现是因为他无意中将切好的土豆留在了桌上，导致了这个突破。类似的科学家心不在焉却导致重大发现的事例并不罕见。

例如，20 世纪亚历山大·弗莱明的重大发现，根据他本人的说法，是因为运气和偶然的观察。他去度假一个月，忘了将培养金黄色葡萄球菌的几个培养皿放进冰箱。当他回来清理这些培养皿时，发现由数十亿金黄色葡萄球菌细胞组成的多层薄膜在一个地方不见了。在青霉菌（一种常见的面包霉菌）周围出现了一个"死区"，似乎有什么东西阻止了细菌在这个地方生长。弗莱明立即意识到，这种真菌产生了一种能杀死葡萄球菌的物质，并将其命名为青霉素。由此，抗生素时代开始了，这一发现拯救了数百万人的生命。

4. 无私地在自己身上做实验，以证实假设

古往今来，总有一些医生和生理学家勇于用自己的生命和健康来验证他们的理论，展现出无畏的科研精神。20世纪初，维尔纳·福斯曼大胆地将一根导管插入自己的心脏，以亲身试验证明心导管术的可行性和安全性。而在当代，年轻的科学家巴里·马歇尔也进行了类似的自体实验。为了推翻医学界普遍认为"胃炎源于压力和不良饮食"的传统观念，马歇尔决定以身试法。他勇敢地喝下了培养皿中的幽门螺杆菌。十天之后，他果然出现了胃炎症状，并在胃黏膜中找到了这种细菌。但实验并未就此结束，经过14天的抗生素治疗后，马歇尔彻底康复。这一实验证明了抗生素对治疗许多胃炎、胃溃疡和十二指肠溃疡的有效性。

5. 性别

纵观诺贝尔奖得主名单，不难发现男性获奖者占据了绝对多数。尽管社会日益强调性别平等，但可靠的统计数据依然显示出这种性别差距。这主要是因为诺贝尔奖的评选和颁发具有特殊性：诺贝尔奖委员会通常会认可一些经过时间检验的发现，而这些发现往往需要几十年的时间来验证和确认。而三四十年前，在全球许多国家的科学界，女性科学家的数量远少于男性，并且面临更多的偏见和障碍。在诺贝尔奖评选过程中，委员会会在颁奖

前一年向各领域的数千名研究人员发出提名请求，并根据这些请求综合全球专家的意见，提名约 300 名可能的获奖者。因此，诺贝尔奖委员会的选择在很大程度上受到这些专家意见的影响，而这些提名中绝大多数是男性科学家的发现。此外，由于诺贝尔奖倾向于表彰那些久经考验的发现，因此许多获奖者的年龄相对较大。然而，随着时间的推移和性别偏见的逐渐消退，未来诺贝尔奖得主中的女性比例有望增加。在生理学和医学领域，这一变化已经初见端倪，目前该领域已有 12 位女性获奖者，比其他科学领域稍显领先。

6. 团队合作：看到并认可同事的研究

弗莱明的发现直到第二次世界大战初期才重新引起重视，因为战争期间急需有效的抗菌剂。否则，数以万计的士兵可能会因战伤感染、肺炎并发症、腹腔感染、尿路感染和皮肤感染而丧命。在这种背景下，1940 年，牛津大学病理学系的霍华德·弗洛里和恩斯特·柴恩领导的团队，着手寻找能够分离和浓缩大量青霉素的方法。不久，他们发现了一种能够工业化生产青霉素的菌株。这一突破为医学界提供了一种能够拯救成千上万人生命的强效药物，弗洛里和柴恩因此与弗莱明共同获得了诺贝尔奖。

诺贝尔生理学或医学奖的历史中，合作研究的趋势日益明显。越来越多的奖项不再颁发给单个研究人员，而是颁发给由志同道合的科学家组成的团队。根据阿尔弗雷德·诺贝尔在遗嘱中的规定，每个获奖团队的人数最多不能超过三人。

成为诺贝尔奖获得者没有放之四海而皆准的秘诀。有些人在年轻时幸运地偶然发现了重大的科学突破，而另一些人则终其一生无私奉献，最终获得了举世公认的成就。然而，可以肯定的是，所有诺贝尔奖获得者都有着对生理学和医学的深厚热爱和奉献精神，以及对科学研究的不懈追求。他们对人体如何运作充满了强烈的好奇心，对人类面临的各种病毒性或非感染性流行病有着深刻的关注，并且渴望为应对未来的挑战做好充分准备。

参考书目

资料来源

本书的主要资料来源是诺贝尔奖官方网站 nobelprize.org。该网站上包含了大量关于生理学或医学领域诺贝尔奖得主的权威信息，包括他们的获奖演讲、简要和详细的新闻稿、颁奖词以及获奖者的英文、德文和瑞典文传记。

其他参考资料

1. 戈茨 . 致命的药物和有组织的犯罪 . 莫斯科：Эксмо 出版社，2016.（Гётше П. Смертельно опасные лекарства и организованная преступность. — М.: Эксмо, 2016.）

2. 德·迪夫 . 活细胞导览 . 莫斯科：Мир 出版社，1987.（Де Дюв К. Путешествие в мир живой клетки. —М.: Мир, 1987.）

3. 德米切娃 . 糖尿病（罗迪奥诺夫博士学院）. 莫斯科：Эксмо 出版社，2019.（Демичева О. Ю. Сахарный диабет (Академия док-тора Родионова). — М.: Эксмо, 2019.）

4. 米亚斯尼科夫，罗迪奥诺夫，帕拉莫诺夫，德米切娃，斯米季恩科 . 正确治疗的时间到了：医学百科全书 . 莫斯科：Эксмо 出版社，2018.（Мясников А. Л., Родионов А. В., Парамонов А. Д.,Демичева О. Ю., Смитиенко И. О. Пора лечиться правильно.

Медицинская энциклопедия. — М.: Эксмо, 2018.）

5. 巴甫洛夫. 巴甫洛夫院士精选文集. 莫斯科：Эксмо 出版社，2015.（Павлов И. Академик Павлов. Избранные сочине-ния. — М.: Эксмо, 2015.）

6. 福塞尔. 端粒酶革命：破解人类衰老密码，开启长寿与健康新纪元. 莫斯科：Эксмо 出版社，2017.（Фоссель М. Теломераза. Как сохранить молодость, укрепить здоровье и увеличить продолжительность жизни. — М.: Эксмо, 2017.）

7. 弗罗洛夫. 与微生物的战争：梅契尼科夫发现的精彩细节. 莫斯科：Эксмо 出版社，2008.（Фролов В. А. Война с микробами. Интригующие подробности открытия Мечникова. — М.: Эксмо, 2008.）

8. 舍斯托娃. 年龄：优势、悖论和解决方案. 莫斯科：Эксмо 出版社，2019.（Шестова О. Л. Возраст: парадоксы, преимущества и решения. — М.: Эксмо, 2019.）

9. 汤普森. 明亮线条饮食法：幸福、纤瘦与自由生活的科学. 卡尔斯巴德：Hay House 出版社，2017.（Thompson S.P. Bright Line Eating. The Science of Living Happy, Thin & Free. — Carlsbad: Hay House, 2017.）